脑卒中整合型防治实证研究

金春林　李　芬　主编

科　学　出　版　社

北　京

内 容 简 介

本书分为上、下两篇。上篇从理论角度出发，梳理脑卒中高危因素、基于危险因素的人群风险分层模型及脑卒中"预防—治疗—康复—预防再卒中"的整合型防治体系，总结脑卒中防治的关键环节和举措。下篇基于上海实证，针对脑卒中综合防治网络的实施情况开展跟踪，并进行效果评估。分析不同健康状态的人群，在不同干预举措下，脑卒中发生概率差异；对于筛查人群中新发的脑卒中患者，不同治疗途径下的临床效果以及成本效果差异；基于循证依据，提出完善脑卒中防治体系的政策建议。

本书主要读者为卫生政策决策者、卫生管理者，从事慢性病防控的一线工作人员、管理人员，以及卫生管理、卫生经济领域相关高校、科研机构人员、学者，以及对本书内容感兴趣的任何社会人士。

图书在版编目(CIP)数据

脑卒中整合型防治实证研究 / 金春林，李芬主编.
—北京：科学出版社，2021.6
ISBN 978-7-03-068628-2

Ⅰ.①脑… Ⅱ.①金…②李… Ⅲ.①脑血管疾病-防治-研究 Ⅳ.①R743

中国版本图书馆 CIP 数据核字(2021)第 069536 号

责任编辑：闵 捷 / 责任校对：谭宏宇
责任印制：黄晓鸣 / 封面设计：殷 靓

科学出版社 出版
北京东黄城根北街 16 号
邮政编码：100717
http://www.sciencep.com

南京文脉图文设计制作有限公司排版
江苏省句容市排印厂印刷
科学出版社发行 各地新华书店经销

*

2021 年 6 月第 一 版 开本：B5(720×1000)
2021 年 6 月第一次印刷 印张：10
字数：170 000

定价：80.00 元

(如有印装质量问题，我社负责调换)

编委名单

主　编　金春林　李　芬

副主编　王　涛　朱碧帆　陈玉倩　陈　多

编　委

金春林　李　芬　王　涛　朱碧帆　陈玉倩　陈　多
丁汉升　王常颖　陈　雯　邵祯谊　高广峰　方　堃
顾淑玮　覃心宇　杨婷婷　朱澜澜　刘杰锋　张　雪
侯志英

序

随着我国社会经济的发展，人民生活水平的提高，人民群众对于健康服务的需求日益增加，对于医疗服务的期望值不断提升。习近平总书记提出“经济要发展，健康要上去”，随着《“健康中国2030”规划纲要》的发布，“健康中国”概念逐渐深入人心并成为国家发展的重要战略。然而，老龄化、慢性病化将给健康服务体系带来严峻挑战。我国于20世纪末进入老龄化社会，2019年年末全国65岁及以上人口达1.76亿，占全人口比重为12.57%。随着老龄人口数量的持续增加，包括心脏病、脑卒中、癌症、慢性呼吸道疾病和糖尿病等慢性病患病率增高。慢性病患者因其病程长、共患疾病多，客观上需要长期连续治疗，而当前我国各级各类医疗机构缺乏协调合作，服务提供呈现“孤岛式”服务，患者在不同机构间得到的医疗服务呈现出重复、不连续的碎片化状态。国内外已有多项整合服务实践着力于改善这一现状，针对脑卒中开展的整合型防治模式即是其一。

脑卒中是我国成年人致死、致残的首位病因，具有发病率高、死亡率高、复发率高及致残率高的特点，且发病呈现年轻化、上升趋势。脑卒中防治需要预防、急救、多学科治疗、康复预后等各个环节密切配合，是适合于探索整合型防治模式的典型病种。国际上大量研究证实了脑卒中整合型防治模式能够改善患者的整体健康状况，且成本效益较高。我国于2009年试点启动了脑卒中筛查与防治工程，构建疾控—基层—医院“三位一体”的区域防治网络。上海市则于2012年启动建设了上海市脑卒中预防与救治服务体系，即“脑卒中预防—干预—救治”三级服务网络，运行至今已有9年时间。

《脑卒中整合型防治实证研究》基于上海实证，针对脑卒中综合防治网络的实施情况开展跟踪，并进行效果评估，分析不同健康状态的人群，在不同干预举措下脑卒中发生概率及健康结果差异，形成了一系列具有前瞻性、启示性的发现。例如，通过脑卒中高危筛查、干预，可起到延缓发病、降低疾病严重程度的作用；现有的“8 选 3”筛查标准对于疾病的预测准确性较低，亟须构建适于我国疾病特点的脑卒中高危筛查标准；及时的康复服务可降低脑卒中患者死亡率，但当前的康复服务利用率较低，需加强康复体系和转诊机制建设等，丰富的研究结果为完善整合型防治服务，促进政策落地提供了有益思路。

《脑卒中整合型防治实证研究》所依托的上海市卫生健康委员会优秀青年培养项目“构建脑卒中整合服务体系关键路径研究”（编号：2018YQ51），以及国家自然科学基金青年项目“基于真实世界数据的脑卒中整合防治体系评价实证研究”（编号：72004138），是继“整合型医疗卫生服务体系研究”之后，研究团队深化研究的项目成果。从整合型医疗卫生服务的理论、概念出发，切入到专病整合，从卫生经济视角分析整合服务体系，引入了新的方法、提供了新的视角。通过整合型医疗卫生服务系列研究的开展，团队青年研究人员提高了能力、开阔了视野，作为前述第一个项目的导师，我由衷为他们的成长感到高兴。

在此郑重推荐《脑卒中整合型防治实证研究》给广大读者，期望该书的研究成果在更多机构和医疗实践中得到推广应用，优化医疗服务供给，遏止我国不断上升的脑卒中的发病率、并发症及由此带来的沉重疾病负担，惠及更多的已病和潜在的脑卒中患者。

金春林

上海市卫生和健康发展研究中心（上海市医学科学技术情报研究所）主任

2020 年 11 月 30 日

前 言

老龄化、慢性病化趋势下,医疗卫生服务需求量剧增,慢性病管理长期性和复杂性要求服务模式发生相应转变。我们与英国伦敦中部和西北部国民健康服务体系信托基金会 Pramod Prabhakaran 教授合作对上海老年医疗费用进行核算,发现20%老年人使用了约50%的医疗资源;国家卫生健康委员会卫生发展研究中心卫生费用核算团队研究得出,全国10%的老年人花费了34%的卫生费用。英国是最早进入老龄化的国家之一,根据老年人需求提出的整合型医疗卫生服务模式是全球医疗卫生发展方向,风险分层评估、多学科协作和数字化智慧管理是关键点,管理和支付政策也发生了相应转变。这与我们国家医疗卫生服务体系改革方向不谋而合。上海市卫生和健康发展研究中心(上海市医学科学技术情报研究所)金春林主任受国家卫生健康委员会体制改革司(简称国家卫生健康委体改司)委托开展整合型医疗卫生服务体系研究,团队开展了多次深入访谈、调研,形成的报告获得了第八届钱学森城市学“城市医疗卫生问题”金奖,《健康报》连续刊登5篇文章专题报道。整合型医疗卫生服务体系的理论研究获得了学界的认可,但随着研究的深入,我们越发感受到整合型医疗服务体系实施阻力之巨、难度之大。

我国改革路径往往是从上而下的。在国家层面和各地的不断探索下,整合型医疗卫生服务体系“骨架”已经建立起来了。不同类型医疗卫生机构、不同专业人员改变割裂状态、协同服务,提供全生命周期、全病程的健康管理和医疗卫生服务,这当中的流程重塑、规范诊疗、激励机制等“血肉”还有待充实和完善。脑卒中患病率高、危害大,而且危险因素可控、干预与规范救治效果好,也是需要预防、急救、多学科治疗、康复预后各个环节密切配合的典型疾病,被列为整合型医疗卫生服务的优先病种。国家卫生和计划生育委员会(现国家卫生健康委员会)于2009年试点启动了脑卒中筛查与防治工程;2016年印发《脑卒中综合防治方案》,探索开展脑卒中高危人群筛查预防、急诊急救、规范治疗、康复随访“四位一体”的全流程健康管理服务模式。上海市于2012年启动全市脑卒中预防和治疗网络，开展社区筛查干预，遴选市、区两级36家医院开展“脑卒中临床救治中心(卒中中心)”建设。这些综合防治举措是否真正适用？落实情况如何？实施效果如何？目前以政府和供方的总结报告居多，鲜有基于个体追踪危险因素干预、诊疗、康复全过程的依从情况的详细介绍。而上海市2015年就建立了全市连通的信息化平台，大量沉睡的真实世界大数据等待挖掘。基于此，我们团队继续申报和开展“构建脑卒中整合服务体系关键路径研究”(上海市卫生健康委员会优秀青年培养项目，编号：2018YQ51)、“基于真实世界数据的脑卒中整合防治体系评价实证研究”(国家自然科学基金青年项目，编号：72004138)，以为防治政策的进一步完善提供依据。

在上述两个项目申报和实施过程中，得到了单位内外多位领导、专家的鼎力支持。上海市卫生健康委员会优秀青年培养项目导师金春林博士，曾在卫生行政部门工作了十余年，理论基础扎实、实践经验丰富，百忙之中对研究总体思路、体系构建的关键环节给予了悉心指导。上海市卫生和健康发展研究中心(上海市医学科学技术情报研究所)党委书记丁汉升博士，长期深入研究长期护理需求评估及照护计划，在体系设计、规范推广、大数据挖掘上功底深厚，在项目设计上给予了建设性意见。团队骨干成员精诚合作，朱碧帆、陈多、王常颖3位核心成员，从中英合作老年费用核算、整合型医疗卫生服务模式到脑卒中综合防治项目，全程深度参与，承担了大量调研、分析和撰写工作。进入到实证分析阶段，又有陈玉倩、覃心宇等新生力量加入。研究期间，先后有顾淑玮、杨婷婷、朱澜澜、刘杰锋等博士、硕士研究生加入，他们依托项目顺利完成学业。

上述两个项目也得到外部领导、专家的指导、支持。博士研究生导师、复旦大学医院管理研究所所长高解春教授是医联体、健康大数据等多个领域的专家;我的同门学姐、复旦大学公共卫生学院励晓红副教授在公共卫生干预实证评估领域有着丰富的经验,繁忙工作之余给予不遗余力地指导。国家卫生健康委员会体制改革司庄宁副司长,上海市卫生健康委员会冷熙亮处长、徐崇勇处长、王剑萍副处长等领导,以及嘉定区卫生健康委员会王涛副主任、预防保健与健康促进科石国政科长等领导对项目实施进行提点。在数据上,上海市卫生健康信息中心谢桦主任、陈雯书记,以及标准统计部邵祯谊和数据服务部崔欣两位部长;上海市嘉定区卫生信息中心高广峰主任、周晶副主任、陶宇初老师;复旦大学附属华山医院神经内科主任董强教授/主任医师、方堃副主任医师给予了全力支持。

整合型医疗卫生服务体系和真实世界数据实证研究于我都是不小的挑战。通过研究推进,我加深了对体系的理解,对真实世界数据分析的方法有了基本认识,一路走来,获益匪浅。以此为基点,我将继续跟踪队列、深化政策实证评估,持续改进。

再次感恩遇到的所有!

李　芬

上海市卫生和健康发展研究中心(上海市医学科学技术情报研究所)

2020 年 12 月 2 日

目 录

上篇 理论经验

下篇　实证研究

上篇

理论经验

绪　论

在老龄化、慢性病化背景下，国际上医疗卫生体系出现整合趋势。世界卫生组织（World Health Organization，WHO）提出了整合型医疗卫生服务的工作定义，即对医疗卫生服务进行组织和管理，确保居民在需要的时候获得所需的服务，服务提供方式为患者/居民喜闻乐见并易于接受，提供的服务达到预期效果并物有所值[1]。脑卒中患病率高、危害大，然而，大多危险因素可控、干预与规范救治效果好，被列为优先病种开展专病的整合型医疗卫生服务（以下简称"整合型防治"）。

一、构建脑卒中整合型防治体系的必要性

脑卒中（stroke）是急性脑血管疾病，已经成为中国死因第一位的疾病，同时也是2019年早亡所致生命年损失最高的原因[2]，其发病率呈上升趋势，且发病人群呈现年轻化。在欧美国家，脑卒中发病率已呈下降趋势，但是近年来，我国脑卒中发病率却以8.7%的速度攀升[3]。《中国脑卒中防治报告（2019）》数据显示，我国脑卒中患者的平均年龄呈年轻化趋势，平均发病年龄比美国早十余年[4]。脑卒中对健康的危害大，具有病亡率高、复发率高及致残率高等特点，患者整体的生命质量较低[5]。我国脑卒中患者中有近六成面临高复发风险，中青年患者复发风险更高。脑卒中也是造成成年人获得性残疾的首要原因，约75%脑卒中患者遗留不同程度残疾，其中40%为重度残疾。由于发病急、病情进展快，很多患者并未能得到及时的治疗[6]。

脑卒中是需要预防、急救、多学科治疗、康复预后各个环节密切配合的典型疾病。其中，在预防环节对脑血管病危险因素进行早期干预能减少或延缓脑血管病的发生[7]，急救时间是决定脑卒中预后的关键因素，而康复是降低致

残率最有效的方法[8]。目前,循证医学推荐的最佳脑卒中治疗模式不是任何单药或者手术,而是一种综合治疗脑卒中的模式,称为"卒中单元"。在此基础上构建的整合型医疗卫生服务体系为脑卒中患者提供药物治疗、肢体功能训练、语言训练、生活活动训练、认知训练、心理治疗和健康教育。脑卒中整合型防治模式能够降低住院率、医疗费用、药品费用,改善病患的健康、生活质量和满意度,提高医疗卫生服务质量[9~12]。

二、本书的总体思路和结构

本书分为上篇和下篇。上篇从脑卒中的危险因素出发,从理论层面综述国内外脑卒中防治经验;系统梳理基于危险因素的人群风险分层模型、脑卒中"预防—治疗—康复—预防再卒中"的整合型防治体系;总结防治的关键环节和举措。下篇基于上海实证开展实施情况跟踪、效果评估,分析脑卒中筛查对象中不同健康状态的人群,在不同干预举措下,脑卒中发生概率差异;对于筛查人群中新发的脑卒中患者,在不同治疗途径中的临床效果及成本效果差异;基于循证依据,提出完善脑卒中防治体系的政策建议。

本章参考文献

[1] World Health Organization. Framework on integrated, people-centred health services. https://www.who.int/servicedeliverysafety/areas/people-centred-care/framework/en/[2020-12-14].

[2] Wang Y J, Li Z X, Guo H Q, et al. China Stroke Statistics 2019 Writing Committee. China Stroke Statistics 2019: A Report From the National Center for Healthcare Quality Management in Neurological Diseases, China National Clinical Research Center for Neurological Diseases, the Chinese Stroke Association, National Center for Chronic and Non-communicable Disease Control and Prevention, Chinese Center for Disease Control and Prevention and Institute for Global Neuroscience and Stroke Collaborations. Stroke and Vascular Neurology, 2020, 5(3): 211-239.

[3] 郭丽花,胡如英,龚巍巍,等. 脑卒中危险因素研究进展. 中国老年学杂志, 2017, 37(17): 549-551.

[4]《中国脑卒中防治报告》编写组.《中国脑卒中防治报告(2019)》概要. 中国脑血管病杂志, 2020, 17(5):272-281.

[5] 张树山,朱陶,熊健,等. 南充市社区卒中后患者生命质量及其影响因素调查.

实用预防医学, 2014, 21(5):621-624.

[6] 孙慧英, 李涛. 脑卒中及其危险因素分析. 卒中与神经疾病, 2012,19(3):167-170.

[7] 徐恩, 温海霞. 脑血管病危险因素及其干预管理. 中国现代神经疾病杂志, 2015, 15(1):20-26.

[8] 詹青, 王丽晶. 2016 AHA/ASA 成人脑卒中康复治疗指南解读. 神经病学与神经康复学杂志, 2017, 13(1):1-9.

[9] Johri M, Beland F, Bergman H. International experiments in integrated care for the elderly: a synthesis of the evidence. International Journal of Geriatric Psychiatry, 2010, 18(3):222-235.

[10] Ouwens M. Integrated care programmes for chronically ill patients: a review of systematic reviews [J]. International Journal for Quality in Health Care, 2005, 17(2):141-146.

[11] Oelke N D, Cunning L, Andrews K, et al. Organizing care across the continuum: primary care, specialty services, acute and long-term care. Healthc Quarterly, 2009, 13(Spec):75-79.

[12] 金春林, 李芬. 整合型医疗卫生服务:实施路径与中国实践. 北京:科学出版社, 2020.

第一章

脑卒中危险因素与风险评估模型

了解脑卒中的危险因素及作用机制是疾病防治的基础。本章首先通过对国内外脑卒中危险因素及预后指标的文献进行综述,发现年龄是脑卒中的重要危险因素,男性患病风险高于女性,吸烟及部分疾病如高血压、糖尿病、心房颤动、肥胖、高同型半胱氨酸血症(hyperhomocysteinemia, Hhcy)、血脂异常等都是危险因素。另外,在获取各危险因素的合并比值比(odds ratio, OR)及95%可信区间(confidence interval, CI)的基础上,本章开展Meta分析并基于Logistic回归模型构建了脑卒中的风险评估模型,确定了脑卒中各项危险因素的作用强度。研究显示,年龄和性别是脑卒中不可控的危险因素;吸烟、高血压、糖尿病、血脂异常、心房颤动和其他心脏疾病、肥胖是可控危险因素。脑卒中的预防应针对可控危险因素开展干预措施,从预防和预后两方面加强对可控危险因素的控制,可降低脑卒中的发病率和复发率,是制定脑卒中风险评估模型、脑卒中预防举措的依据。

构建科学的脑卒中风险评估模型有助于精准管理,提高效率,增强效果。本章梳理了国内外较为权威的脑卒中风险分层方案,介绍了国外Framingham脑卒中风险评估量表(Framingham Stroke Risk Profile, FSRP)、ABCD评分、Essen脑卒中风险评分量表(Essen Stroke Risk Score, ESRS)、脑卒中预测工具-Ⅱ(Stroke Prognostic Instrument-Ⅱ, SPI-Ⅱ)和CHA2DS2-VASc量表,以及我国脑卒中高危人群筛查和干预项目的脑卒中风险评分卡("8选3"筛查标准)。同时,本章对各脑卒中风险评估模型的适用范围与局限性进行了分析,为医疗服务提供者、研究者如何选择使用不同的脑卒中风险评估模型提供了依据。

一、脑卒中危险因素及风险管理要点

为了更好地对脑卒中高危人群及患者进行防控，本章针对 1982 年 1 月 1 日 ~2018 年 8 月 31 日的脑卒中发生与预后危险因素指标进行了综述，以中国知网即中国国家知识基础设施（China National Knowledge Infrastructure，CNKI）、万方数据知识服务平台（WANFANG DATA）、维普中文科技期刊数据库（China Science and Technology Journal Database，VIP）、中国生物医学文献数据库（China Biology Medicine Disc，CBM）和 PubMed 数据库为数据源，通过高级检索的方法进行文献检索。中文检索词为"脑卒中""脑卒中危险因素"和"脑卒中影响因素"，危险因素包括年龄、性别、吸烟、高血压、糖尿病、血脂异常、肥胖、高同型半胱氨酸血症（hyperhomocysteinemia，Hhcy）、心房颤动和其他心脏病。英文检索词为"stroke""influencing factor""cerebral apoplexy""risk factor"，危险因素包括 age、sex、smoking、hypertension、diabetes mellitus、dyslipidemia、obesity、hyperhomocysteinemia、atrial fibrillation and other heart diseases。旨在通过综述筛选出重要影响指标，为构建高危人群的风险管理模型提供参考。

通过阅读文题和摘要排除：①无法获得全文且摘要中无法获得研究所需关键数据；②文献研究设计不合理、质量低；③研究结果数据不合理、不明确；④统计方法错误且无法进行修正；⑤重复文献。初筛后快速浏览全文进行精确筛选，共筛选出有效文献 36 篇。文献筛选流程具体见图 1-1。

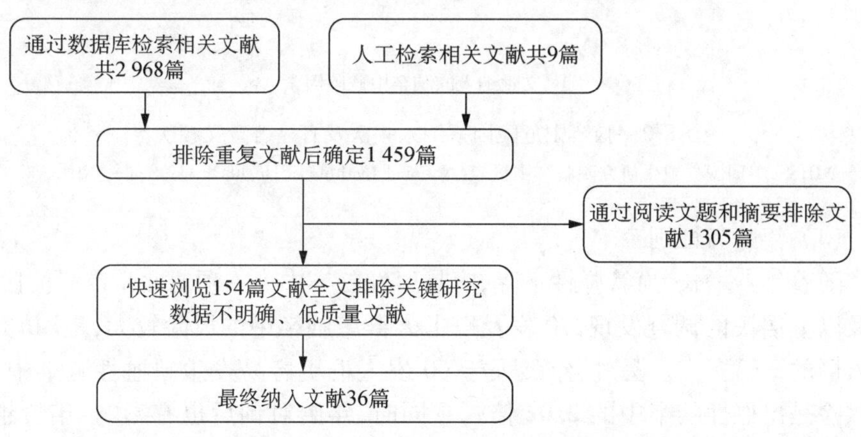

图 1-1　脑卒中发生与预后危险因素文献筛选流程图

纳入的文献包括中国、美国、法国、芬兰、丹麦及日本对脑卒中发生和预后危险因素的研究，中国的研究主要在北京、江苏、安徽、广东、甘肃等17个省市开展。基于脑卒中多发于老年人但近年来发病人群日渐年轻化的趋势，研究不仅仅针对60岁以上老年人，更多针对18岁以上的全体成年人展开。前瞻性研究和回顾性研究均有。抽样方法有整群抽样、分层抽样、随机抽样。样本量通常为几千例至上万例；也有的是研究者所在医院或某个定点单位的全部患者，样本量通常为几百例。

1. 脑卒中的主要危险因素及作用机制

最终纳入的36篇文献中关于脑卒中的危险因素有职业、婚姻状况和脑卒中分型等22个因素，纳入频次最高为高血压，达18次。按照纳入因素相关性和各指标重要程度（显著次数）（图1-2），将年龄与性别、吸烟、高血压、糖尿病、心房颤动及其他心脏病、肥胖、高同型半胱氨酸血症（Hhcy）、血脂异常进行比较分析。

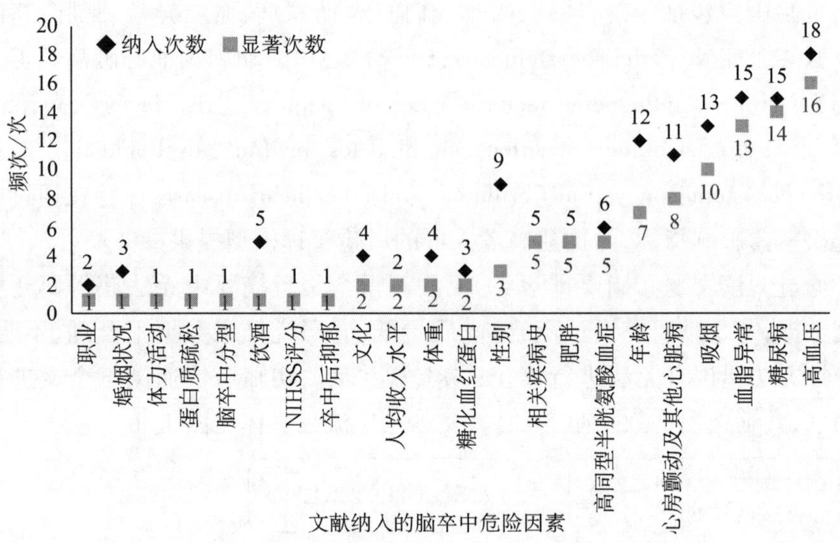

图1-2　脑卒中危险因素纳入频次及有显著意义频次

NIHSS，美国国立卫生研究院脑卒中量表（National Institute of Health Stroke Scale，NIHSS）

（1）年龄与性别

随着年龄增长，血管弹性下降，容易引发脑卒中。一项对北京市海淀区40岁及以上居民的调查发现，70岁及以上人群患脑卒中的风险较大，是40岁以下人群的2倍多[1]。另外，年龄大于60岁人群更容易发生缺血性脑卒中，发生风险是出血性脑卒中的2.02倍[2]。同时，年龄对预后也有影响，年龄越大症状越严重，恢复程度也越小[3]。但对丹麦28 634例缺血性脑卒中患者的随访发现，相较于年轻患者，药物治疗可有效降低老年脑卒中患者死亡率[4]。由此可见，二级预防至关重要。

一般来说，男性患病风险高于女性。男性发病风险属于高危、中危的比例合计约 85%，而女性仅 53.3%[5]。研究发现，缺血性脑卒中老年女性患者雌性激素水平越高，预后越好[6]。但也存在相反的研究结果，认为与男性相比，女性脑卒中患者的功能恢复慢且质量差，其生活质量、思维、语言、能力较差[7]。性别与脑卒中预后的关系尚待进一步考证。

（2）吸烟

吸烟是脑卒中的独立危险因素，超过 1/4 的脑卒中直接归因于吸烟[8]。烟草中有害物质损伤血管及内皮，加速动脉硬化，引发脑卒中。与出血性脑卒中相比，吸烟引发缺血性脑卒中的风险高 0.34 倍[2]。吸烟还影响脑卒中预后，吸烟患者更容易复发缺血性脑卒中，其概率为非吸烟患者的 1.896 倍[9]。而戒烟则可以在一定程度上降低脑卒中复发率[10]，戒烟 5 年后脑卒中发病率可降低至普通人群发病率[11]。控烟是脑卒中防控的重要因素，但知晓率仅约 40%[12]，因而加强健康教育迫在眉睫。

（3）高血压

高血压引发脑动脉粥样硬化，大动脉血栓脱落造成脑动脉栓塞，导致脑梗死；脑小动脉持久收缩，血管壁变硬变脆，受到高压血流长期冲击，管壁扩张变薄，导致脑出血。高血压是脑卒中最重要的危险因素之一[13]，也是已确定的可控危险因素，将血压降至<140/90 mmHg（1 mmHg = 0.133 3 kPa）可降低脑卒中风险[14]。《中国高血压防治指南（2010 年）》指出，亚洲人群血压升高与脑卒中密切相关，收缩压每升高 10 mmHg，脑卒中风险增加 53%；平均降低收缩压 10 mmHg 和舒张压4 mmHg，风险降低 30%[15]。在一项对我国 11 个省市 29 488 人的前瞻性队列研究结果显示，69.4% 的脑卒中发生在高血压患者中[16]。高血压也影响脑卒中预后。一项对全国 44 个心血管病分中心进行脑卒中后降压治疗的研究发现，吲达帕胺降压治疗减少了 31% 的复发率[17]。另外，对脑卒中预后情况进行分析发现，舒张压平均每降低 5～6 mmHg，脑卒中复发率降低 30%～40%[18]，可见控制血压可明显改善脑卒中预后。

（4）糖尿病

脑卒中是糖尿病最常见并发症之一。糖尿病导致内皮细胞增殖和小血管中血浆膜增厚，引起脑卒中[19]。糖尿病患者发生缺血性脑卒中风险是非糖尿病患者的 2.013 倍，病程少于 10 年和在 10～20 年的糖尿病患者发生缺血性脑卒中的风险比非糖尿病患者分别升高 126.4% 和 131.7%[20]。糖尿病也是影响脑卒中预后的重要因素，年龄在 60 岁及以上和 60 岁以下的两组糖尿病患者脑卒中复发风险分别是血糖正常者的 1.78 倍和 2.74 倍[21]。《中国脑出血诊治指南(2014)》《中国急性缺血性脑卒中诊治指南》推荐将血糖值控制在 7.7～10.0 mmol/L[22,23]，及时控制血糖可降低脑卒中发生风险、改良预后。

（5）心房颤动及其他心脏疾病

心房颤动使心房失去原有收缩功能，增加了瘀滞在心房内血液的血小板之间的接触，容易形成血栓。血栓一旦脱落就可能随着血液循环到达全身，出现各种栓塞，其中脑卒中占 85%[24]。《2019 美国心脏协会/美国心脏病学会/美国心律学会心房颤动管理指南》指出，心房颤动患者发生脑卒中概率是非心房颤动人群的 5 倍，发生脑卒中后 30 天内病死率是非心房颤动人群的 1.27～1.57 倍，致残率是非心房颤动人群的 2 倍[25]。采用抗凝药物进行治疗可降低脑卒中发生风险。中国香港特别行政区一项研究发现，未进行抗凝治疗患者的脑卒中发病率高达 80.8%[26]。有研究发现，心房颤动对复发性脑卒中而言是可预防的，早发现、早治疗可降低复发风险，进行抗凝治疗可将其复发风险减半[10]。此外，冠心病也是脑卒中危险因素，有冠心病疾病史人群发生缺血性脑卒中的风险是无病史人群的 3.613 倍[27]。

（6）肥胖

肥胖可能引发高血压和代谢综合征，从而导致脑卒中。对 200 万例样本进行分析发现，超重组[西方人群身体质量指数(body mass index，BMI)25～29.9 kg/m^2，东方人群 BMI 23～27.5 kg/m^2]和肥胖组(西方人群 BMI≥30 kg/m^2，东方人群 BMI>27.5 kg/m^2)的脑卒中发生风险分别是正常组(西方人群 BMI<25 kg/m^2，东方人群 BMI<23 kg/m^2)的 1.22 和 1.64 倍[28]。在一项针对纽约市曼哈顿腹部肥胖与缺血性脑卒中关系的研究中发现，腹部越肥胖，患病风险越大。但另有研究显示肥胖的脑卒中患者比非肥胖者预后更好，肥胖(52.5%)与超重患者(47.4%)10 年生存率高于正常体重患者(41.5%)[29]。肥胖与脑卒中预后的关系尚无定论。

（7）高同型半胱氨酸血症

同型半胱氨酸(homocysteine，Hcy)是消化酶消化脂肪过程中产生的中间物质，存在于血液之中，一旦增多可能导致动脉硬化，出现血管狭窄，引发脑卒中。对欧洲 9 个国家 750 例动脉硬化性血管性疾病的研究发现，Hcy 增多与血管性疾病发生风险存在剂量反应关系，Hcy 是脑卒中的独立危险因素，与高血压、高血脂相互影响，提高高血压、高血脂患者脑卒中发生风险[30]。高同型半胱氨酸血症(Hhcy)已成为我国脑卒中新的独立危险因素，也影响脑卒中预后。有研究发现,将缺血性脑卒中患者分为 Hhcy 组和非 Hhcy 组进行 5 年随访,结果显示,Hhcy 组和非 Hhcy 组脑卒中复发率分别为 41.05%和 20.00%,死亡率分别为 12.63%和 3.33%[31]。另有研究表明,Hcy≥18 μmol/L 的缺血性脑卒中患者 5 年内复发率或死亡率是 Hcy<18 μmol/L 者的 2.36 倍,而出血性脑卒中患者 Hcy 增多与脑卒中复发率或死亡率无明显关系[32]。

(8) 血脂异常

血脂异常主要是指总胆固醇、低密度脂蛋白、甘油三酯升高及高密度脂蛋白降低。血脂异常可能导致动脉粥样硬化,堵塞心脑血管,引发脑卒中。一项我国学者对社区老年人的调查发现,80 岁以下的高三酰甘油血症老年患者患缺血性脑卒中的风险是 80 岁及以上患者的 1.57 倍,对 80 岁以下的老年女性而言,高三酰甘油血症会显著提高缺血性脑卒中的患病风险[33]。血脂异常对其预后也有重要影响。研究发现,血脂异常不仅发生在缺血性脑卒中急性期、高危期,恢复期也是如此[34]。此外,出血性脑卒中与血清总胆固醇存在负相关,血清总胆固醇下降到 4.66 mmol/L 时,出血性脑卒中风险增加 141%[35]。但也有研究认为是胆固醇升高导致了出血性脑卒中[36],二者关系有待进一步探讨。

2. 脑卒中危险因素的 Meta 分析

Meta 分析能够收集不同的研究结果,并进行合并及统计分析,能将以往多项研究结果进行系统性评价和总结,通过 Meta 分析获取各危险因素的合并比值比(odds ratio, OR)及 95%可信区间(confidence interval, CI),并基于 Logistic 回归模型构建脑卒中的风险预测模型,以此确定脑卒中各项危险因素的作用强度。

(1) 文献质量评价标准

因针对中国人群建立脑卒中风险预测,纳入了 2010~2020 年国内外发表的研究对象为中国人群的文献。选择的研究类型是队列研究或病例对照研究,病例组与对照组、暴露组与非暴露组基线可比,且提供了危险因素、OR、相对危险度(relative risk, RR)、风险比(hazard ratio, HR)及 95%CI。排除标准是:①排除有其他感染、创伤的疾病及并发症;②排除可能存在基因与环境交互作用的人群,如美籍华人;③对重复发表的研究进行比较,排除信息量较小而选择信息量更大的文献;④排除动物实验、病例报道和二次研究,如综述、系统评价;⑤排除低质量文献及样本量小于 100 例的文献。

对纳入文献,采用纽卡斯尔-渥太华量表(Newcastle-Ottawa Scale, NOS)进行文献质量评价。NOS 主要从研究对象的选择、组间可比性及结果测量 3 个维度、8 个条目对纳入文献进行质量评价,共计 9 分。NOS 可分为队列研究和病例对照研究两类进行评价,适用性较强,简单易用(表 1-1、表 1-2)[37]。

表 1-1 队列研究的 NOS 评价标准

<table>
<tr><th>栏目</th><th>条目</th><th>评价标准</th></tr>
<tr><td rowspan="4">研究对象选择</td><td>1. 暴露组的代表性</td><td>①真正代表人群中暴露组的特征*；②一定程度上代表了人群中暴露组的特征*；③选择某类人群（如护士、志愿者）；④未描述暴露组的来源情况</td></tr>
<tr><td>2. 非暴露组的代表性</td><td>①与暴露组来自同一人群*；②来自不同的人群；③未描述非暴露组的来源情况</td></tr>
<tr><td>3. 暴露因素的确定</td><td>①固定的档案记录（如外科手术记录）*；②采用结构式访谈*；③研究对象自己报告；④未描述</td></tr>
<tr><td>4. 肯定研究起始时尚无要观察的结局指标</td><td>①肯定*；②不肯定</td></tr>
<tr><td>组间可比性</td><td>设计和统计分析时考虑暴露组和非暴露组的可比性</td><td>①研究控制了最重要的混杂因素*；②研究控制了任何其他的混杂因素*</td></tr>
<tr><td rowspan="3">结果测量</td><td>1. 结局指标的评价</td><td>①盲法独立评价*；②有档案记录*；③自己报告；④未描述</td></tr>
<tr><td>2. 随访时间足够长</td><td>①是（评价前规定恰当的随访时间）*；②否</td></tr>
<tr><td>3. 暴露组和非暴露组随访的完整性</td><td>①随访完整*；②有少量研究对象失访但不至于引入偏倚（规定失访率或描述）*；③有失访（规定失访率），未描述；④未描述</td></tr>
</table>

*达到此标准，则此条目给 1 分。

表 1-2 病例对照研究的 NOS 评价标准

<table>
<tr><th>栏目</th><th>条目</th><th>评价标准</th></tr>
<tr><td rowspan="4">研究对象选择</td><td>1. 病例确定是否恰当</td><td>①恰当，有独立的确定方法或人员*；②恰当，如基于档案记录［如国际疾病分类（International classification of Diseases，ICD）码］或自己报告；③未描述</td></tr>
<tr><td>2. 病例的代表性</td><td>①连续或有代表性的系列病例*；②有潜在选择偏倚或未描述</td></tr>
<tr><td>3. 对照的选择</td><td>①与病例同一人群的对照*；②与病例同一人群的住院人员为对照；③未描述</td></tr>
<tr><td>4. 对照的确定</td><td>①无目标疾病史*；②未描述</td></tr>
<tr><td>组间可比性</td><td>设计和统计分析时考虑病例组和对照组的可比性</td><td>①研究控制了最重要的混杂因素*；②研究控制了任何其他的混杂因素*</td></tr>
<tr><td rowspan="3">结果测量</td><td>1. 暴露因素的确定</td><td>①固定的档案记录（如外科手术记录）*；②采用结构式访谈且不知访谈者的情况（是病例或对照）*；③采用访谈但未实施盲法（即知道病例或对照情况）；④未描述</td></tr>
<tr><td>2. 采用相同的方法确定病例组和对照组暴露因素</td><td>①是*；②否</td></tr>
<tr><td>3. 无应答率</td><td>①病例和对照组无应答率相同*；②描述了无应答者情况；③病例和对照组无应答率不同且未描述</td></tr>
</table>

*达到此标准，则此条目给 1 分。

评价指标 OR、RR、HR 之间的换算。由于脑卒中发病率小于 10%,OR 与 RR 较为接近,因而可将 OR 与 RR 进行合并;HR 是包含了时间效应的 RR,因而考虑将 OR、RR 和 HR 进行合并处理。

OR、RR、HR 及 95%CI 等相关指标对立面的换算:当文献中所提供的指标与研究所需指标不一致时,需要进行换算获取所需信息。对立指标的 OR(RR、HR)及 95%CI 的换算公式如下:

$$OR_{0.1} = \frac{1}{OR_{1,0}};\ OR_{1.0} = OR_{0.1}^{\exp\left[\frac{\ln(95\%CI^{*}OR_{1,0})}{\ln OR_{1,0}}\right]}$$

(2) Meta 分析结果

Meta 分析共纳入文献 26 篇,其中中文文献 25 篇,英文文献 1 篇,发表时间在 2010~2019 年之间。就发表地区来看,主要涉及天津、新疆、广东、广西、上海等 16 个省(自治区、直辖市),分布范围较广;有 6 篇队列研究和 20 篇病例对照研究,文献 NOS 的评价分数均为 6~9 分,文献质量较好(表 1-3)。

表 1-3 脑卒中危险因素 Meta 分析纳入文献基本情况

第一作者	年份(年)	地区	研究类型	脑卒中类型	人数(人)	脑卒中人数(人)	相关变量	NOS 评价(分)
Yanan Wu[38]	2019	天津	队列研究	缺血性、出血性、未定义	3 906	638	性别、年龄、文化程度、吸烟、饮酒、高血压、BMI	8
曹志馨[39]	2010	新疆	病例对照研究	缺血性	200	100	文化程度、高血压史、休闲时中轻度活动程度、腰臀比(waist-to-hip ratio,WHR)、过去两个月经历负性生活事件、白蛋白、高密度脂蛋白	8
曾洁[40]	2016	广东	队列研究	缺血性	1 130	47	性别、吸烟、饮酒、年龄分组、坐位时间、重体力活	9
陈丹[41]	2016	河南	病例对照研究	未区分	585	195	饮酒、脑卒中家族史、高血压、超重、肥胖	9
陈云霞[42]	2011	河北	队列研究	缺血性	408	79	年龄、高血压史、总胆固醇、肢体肌力下降	9
高静[43]	2014	黑龙江	病例对照研究	出血性	210	105	高血压、超重、脑卒中史、家族史	6
高先彬[44]	2014	江苏	病例对照研究	未区分	320	160	动脉粥样硬化、脑卒中家族史、高血压	8

续 表

第一作者	年份（年）	地区	研究类型	脑卒中类型	人数（人）	脑卒中人数（人）	相关变量	NOS评价（分）
缑元冲[45]	2010	河南	病例对照研究	缺血性	200	100	吸烟、高血压、颈动脉粥样斑块	6
梁燕[46]	2018	河南	病例对照研究	缺血性	200	100	大量吸烟、舒张压增高、高血脂	7
王伟英[47]	2016	北京	队列研究	缺血性	384	42	年龄、糖尿病、癌症、大动脉粥样硬化型脑梗死	9
徐添[48]	2014	内蒙古	队列研究	未区分	2 589	124	年龄、性别、高血压	8
薛蕾[49]	2011	四川	病例对照研究	未区分	403	200	高血压、糖尿病、高血脂、高血红蛋白血症、心房颤动、吸烟、酗酒、肥胖	7
姚立岩[50]	2015	黑龙江	病例对照研究	缺血性	467	232	高血压、糖尿病、吸烟史、文化水平、收入压力、不良饮食习惯	8
余溯源[51]	2019	河南	病例对照研究	未区分	386	172	高血压、血脂异常	8
周汝娟[52]	2015	江苏	病例对照研究	缺血性	1 295	777	吸烟、高血压、总胆红素偏高	7
李茜茜[53]	2017	黑龙江	队列研究	缺血性	6 656	384	高血压、颈部斑块、高同型半胱氨酸血症（Hhcy）、缺乏体育运动、超重或肥胖	9
杨列昕[54]	2016	山东	病例对照研究	缺血性	212	106	吸烟、食用豆制品、腰臀比、高血压家族史、脑卒中家族史、高血压史、缺乏体育运动	8
许宁[55]	2013	山东	病例对照研究	出血性	341	183	年龄、高血压史、BMI、总血清胆固醇（TC）	8
魏凯[56]	2012	河南	病例对照研究	缺血性	240	120	高血压史、吸烟、心脏病史、糖尿病	8
宋晴[57]	2012	河北	病例对照研究	未区分	346	162	年龄、高血压、高胆固醇、甲状腺球蛋白、高密度脂蛋白胆固醇、低密度脂蛋白胆固醇	7
刘亚美[58]	2017	安徽	病例对照研究	缺血性	240	122	高血压、高尿酸血症、高胱抑素 C、高碱性磷酸酶、高中性粒细胞、高红细胞分布宽度	7
李倩[59]	2014	成都	病例对照研究	未区分	316	156	年龄、血压、血脂、血糖、体重、既往卒中、吸烟、饮酒	7

续 表

第一作者	年份（年）	地区	研究类型	脑卒中类型	人数（人）	脑卒中人数（人）	相关变量	NOS评价（分）
郝羽[60]	2011	山西	病例对照研究	缺血性	412	206	缺乏体育运动、高血压、高血糖、BMI、吸烟	7
范文芳[61]	2010	上海	病例对照研究	缺血性	454	227	体重、高血压、糖尿病、高血脂、冠心病、脑卒中家族史、年龄	8
陈云贞[62]	2014	广西	病例对照研究	未区分	1 200	600	高血糖、高血压	6
蔡坚[63]	2011	新疆	病例对照研究	未区分	1 505	779	性别、年龄、民族、饮酒、糖尿病史、高血压史	6

对纳入文献次数在 3 篇及以上的危险因素纳入 Meta 分析，包括高血压、吸烟、年龄、高血糖、血脂异常、BMI、饮酒、性别、动脉粥样硬化、脑卒中家族史、缺乏体育运动、心脏病史等 12 个因素。文化程度因素，纳入 2 篇文献为连续性变量、1 篇为分类变量，且分类差异大，故未纳入。以高血压为例，分析 Meta 分析结果。

对纳入的 22 篇文献进行异质性检验发现，$\chi^2=57.36$，$P<0.01$，$I^2=63\%$，研究间异质性较大，按照患者来源、研究类型、分析模型、脑卒中类型、研究方法分为不同的亚组，探索异质性来源，发现脑卒中类型可能是异质性来源。采用随机效应模型进行 Meta 分析，其合并 OR 及其 95%CI 为 4.82(3.81，6.09)，$P<0.01$，说明高血压是脑卒中的危险因素（图 1-3）。

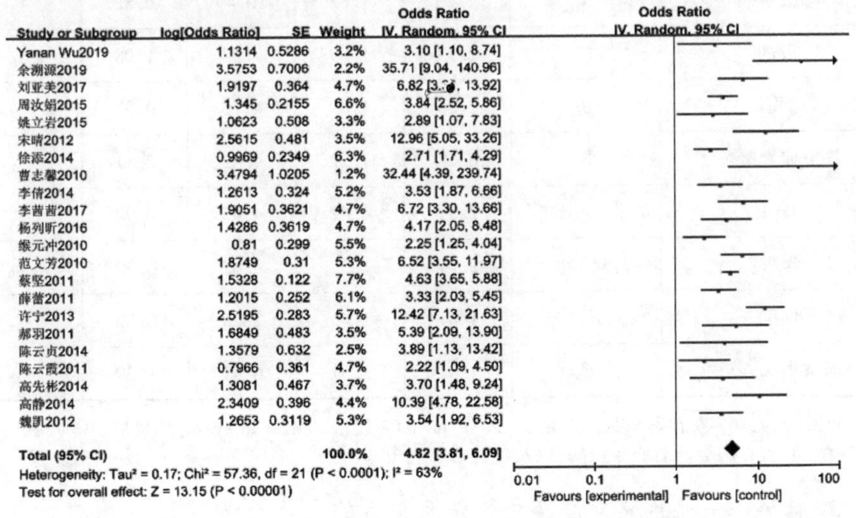

图 1-3　高血压对脑卒中影响的 Meta 分析结果

根据 Meta 分析的相关结果，将各危险因素的合并 OR 及其 95%CI 进行汇总，并根据公式 $\beta = \ln(OR)$，计算脑卒中风险预测模型中各危险因素的系数。在此基础上，对各危险因素赋值，分别为 $X_1, X_2, X_3 \cdots\cdots X_{12}$（表 1-4）。由此，初步构建脑卒中的风险预测模型：$\mathrm{Logit}(p) = \alpha + 1.57X_1 + 1.08X_2 + 0.90X_3 + 0.92X_4 + 0.99X_5 + 0.92X_6 + 0.97X_7 + 0.59X_8 + 1.51X_9 + 1.39X_{10} + 2.11X_{11} + 0.82X_{12}$。

纳入 Meta 分析的研究同时包括队列研究和病例对照研究，考虑到病例对照研究可能存在人为控制病例组与对照组比例等因素的影响，因而 α 的计算仅纳入队列研究。共 6 篇文献为队列研究，样本总量 15 073 人，其中脑卒中患者 1 314 例，无脑卒中人群 13 759 人，计算得到 α 为 -2.35。我国人群的脑卒中风险预测模型最终为：$\mathrm{Logit}(p) = -2.35 + 1.57X_1 + 0.92X_2 + 0.99X_3 + 1.51X_4 + 0.82X_5 + 1.08X_6 + 0.97X_7 + 2.11X_8 + 0.92X_9 + 0.90X_{10} + 0.59X_{11} + 1.39X_{12}$。

表 1-4　脑卒中危险因素 Meta 分析汇总

危险因素	阳性指标	OR	95%CI		$\beta=\ln OR$	赋值 X_n
高血压	是	4.82	3.81	6.09	1.57	X_1
高血糖	是	2.51	1.64	3.85	0.92	X_2
血脂异常	是	2.69	1.6	4.53	0.99	X_3
动脉粥样硬化	是	4.52	3.03	6.75	1.51	X_4
心脏疾病	是	2.26	1.63	10.49	0.82	X_5
吸烟	是	2.93	1.89	4.54	1.08	X_6
饮酒	是	2.64	1.69	4.13	0.97	X_7
缺乏体育锻炼	是	8.28	7.22	9.49	2.11	X_8
BMI	超重/肥胖	2.51	1.42	4.45	0.92	X_9
年龄	≥65 岁	2.47	1.59	3.82	0.90	X_{10}
性别	男性	1.81	1.45	2.25	0.59	X_{11}
脑卒中家族史	是	4.01	2.51	6.41	1.39	X_{12}

注：①年龄分为≥65 岁和<65 岁。②BMI≥24 kg/m^2 即为超重，BMI≥28 kg/m^2 为肥胖。③心脏疾病泛指心房颤动、冠心病等所有心脏疾病，以及各类心脏病史。

3. 脑卒中危险因素对脑卒中预防及预后的启示

根据 2011 年的《美国心脏协会/美国脑卒中协会脑卒中一级预防指

南》[14]，年龄和性别是脑卒中不可控的危险因素；高血压、吸烟、糖尿病、血脂异常、心房颤动和其他心脏疾病、肥胖是可控危险因素。应从预防和预后两方面加强对可控危险因素的控制。

脑卒中的预防应针对可控危险因素开展干预措施，加强健康宣教工作、对高危人群定期监测。对脑卒中的预防最基本的是要加强宣传，通过健康教育使民众对脑卒中的危害和发病机制有一个清晰的认识，降低可控危险因素的个数和级别，如进行戒烟宣教，控制血压、血糖、体重。对高危人群进行定期监测，及时发现脑卒中，做到早发现、早诊断、早治疗，及时控制脑卒中患者的病情的进展。对已发生脑卒中的患者，要进行及时治疗、康复护理，预防相关并发症，患者可通过戒烟等生活行为改变、控制血压和血糖等举措防止复发。

二、脑卒中风险分层模型

1. 国内外脑卒中风险及预后分层模型

为了更好地制定脑卒中风险分层模型，在综述了脑卒中主要危险因素的基础上，梳理了较为权威的脑卒中风险分层方案，来进行相关危险因素的界定与赋值，主要包括 Framingham 脑卒中风险评估量表（Framingham Stroke Risk Profile，FSRP）、ABCD 评分、Essen 脑卒中风险评分量表（Essen Stroke Risk Score，ESRS）、脑卒中预测工具-Ⅱ（Stroke Prognostic Instrument-Ⅱ，SPI-Ⅱ）和 CHA2DS2-VASc 量表，2012 年国家卫生健康委员会（简称国家卫生健康委）制定了脑卒中高危人群筛查和干预项目的脑卒中风险评分卡（后文称“8 选 3”筛查标准）。

（1）Framingham 脑卒中风险评估量表：脑卒中预测模型

Framingham 脑卒中风险评估量表（FSRP）是最早被提出和广泛应用的脑卒中风险评分工具。FSRP 来源于 1948 年开始的 Framingham 心脏研究，该研究改变了 20 世纪后半叶脑卒中管理模式。研究人群主要为美国马萨诸塞州弗明汉（Framingham）小镇的居民，根据居民的年龄、收缩压、降压治疗、糖尿病史、吸烟、心血管疾病、心房颤动、左心室肥厚等因素建立了风险评分与预测模型，预测未来 10 年脑卒中发病风险。研究后来纳入了接受降压治疗前后的收缩压水平，建立了改良的 FSRP，进一步提高了脑卒中风险的预测能力。FSRP 见表 1-5～表 1-8。

表 1-5　FSRP——男性脑卒中风险评分指标体系

分值（分）	年龄（岁）	未治疗收缩压（mmHg）	治疗后收缩压（mmHg）	糖尿病	吸烟	心血管疾病	心房颤动	左心室肥厚
0	54~56	97~105	97~105	否	否	否	否	否
1	57~59	106~115	106~115					
2	60~62	116~125	113~117	是				
3	63~65	126~135	118~123		是			
4	66~68	136~145	124~129			是	是	
5	69~72	146~155	130~135					是
6	73~75	156~165	136~142					
7	76~78	166~175	143~150					
8	79~81	176~185	151~161					
9	82~84	186~195	162~176					
10	85	196~205	177~205					

表 1-6　FSRP——男性脑卒中风险预测

分值（分）	10 年脑卒中风险（%）	分值（分）	10 年脑卒中风险（%）	分值（分）	10 年脑卒中风险（%）
1	3	11	11	21	42
2	3	12	13	22	47
3	4	13	15	23	52
4	4	14	17	24	57
5	5	15	20	25	63
6	5	16	22	26	68
7	6	17	26	27	74
8	7	18	29	28	79
9	8	19	33	29	84
10	10	20	37	30	88

表 1-7　FSRP——女性脑卒中风险评分指标体系

分值（分）	年龄	未治疗收缩压（mmHg）	治疗后收缩压（mmHg）	糖尿病	吸烟	心血管疾病	心房颤动	左心室肥厚
0	54~56			否	否	否	否	否
1	57~59	95~106	95~106					
2	60~62	107~118	107~113			是		

续 表

分值(分)	年龄	未治疗收缩压(mmHg)	治疗后收缩压(mmHg)	糖尿病	吸烟	心血管疾病	心房颤动	左心室肥厚
3	63~64	119~130	114~119	是	是			
4	65~67	131~143	120~125					是
5	68~70	144~155	126~131					
6	71~73	156~167	132~139				是	
7	74~76	168~180	140~148					
8	77~78	181~192	149~160					
9	79~81	193~204	161~204					
10	82~84	205~216	205~216					

表 1-8 Framingham 脑卒中风险评估量表预测模型——女性脑卒中风险预测

分值(分)	10 年脑卒中风险(%)	分值(分)	10 年脑卒中风险(%)	分值(分)	10 年脑卒中风险(%)
1	1	11	8	21	43
2	1	12	9	22	50
3	2	13	11	23	57
4	2	14	13	24	64
5	2	15	16	25	71
6	3	16	19	26	78
7	4	17	23	27	84
8	4	18	27		
9	5	19	32		
10	6	20	37		

(2) ABCD 评分:短暂性脑缺血发作患者脑卒中风险评估[64]

ABCD 评分适用于短暂性脑缺血发作(transient ischemic attack, TIA)后 7 天内发展为脑卒中的风险预测判断。2005 年英国牛津大学 Rothwell 教授等人在牛津郡社区脑卒中项目基础上创建了 ABCD 评分,由年龄、血压、临床表现、症状持续时间 4 部分构成,为 6 分制。2007 年英国牛津大学 Johnston 教授与 Rothwell 教授等人将 ABCD 评分修订为 ABCD2 评分。ABCD2 评分是在 ABCD 评分基础上加入了糖尿病,用于预测 TIA 后 2 天内脑卒中的发生风险,总体预测价值优于 ABCD 评分。有研究者在该量表基础上增加了脑卒中发病前 7 天内对 TIA 进行过治疗和至少出现过 1 次 TIA 两个因素(双重 TIA 病史)，提出了 ABCD3 评分，其预测价值较 ABCD2 评分更高；此后在 ABCD2 评分基础上又加入同侧颈动脉狭窄≥50%和磁共振扩散加权成像(diffusion weighted imaging, DWI)高信号，提出 ABCD3-I 评分，具有更好的预测性。ABCD 评分具体见表 1-9、表 1-10。

表 1-9　TIA 患者脑卒中 ABCD 评分系统

评分相关指标	ABCD 评分(分)	ABCD2 评分(分)	ABCD3-I 评分(分)
年龄≥60 岁	1	1	1
血压≥140/90 mmHg	1	1	1
临床表现			
单侧肢体无力	2	2	2
言语障碍不伴肢体无力	1	1	1
症状持续时间			
≥60 min	2	2	2
10~59 min	1	1	1
糖尿病	无	1	1
双重 TIA 病史	无	无	2
影像学			
颈动脉狭窄≥50%	无	无	2
DWI 高信号	无	无	2

表 1-10　TIA 患者脑卒中 ABCD 评分分级

分级	ABCD 评分(分)	ABCD2 评分(分)	ABCD3-I 评分(分)
低风险	0~3	0~3	0~3
中风险		4~5	4~7
高风险	4~6	6~7	8~13

(3) Essen 脑卒中风险评分量表：脑卒中患者复发风险

Essen 脑卒中风险评分量表(ESRS)是根据氯吡格雷与阿司匹林在缺血性事件风险患者中的比较(Clopidogrel Versus Aspirin in Patients at Risk of Ischaemic Events, CAPRIE)研究得出的，用以评估脑卒中亚组 1 年内心、脑血管缺血事件的复发风险[65]。CAPRIE 研究共纳入 19 185 例表现为近期心肌梗死(35 天)、近期的缺血性脑卒中(7 天~6 个月)或已确诊的外周动脉性疾病(PAD)的动脉粥样硬化性血栓形成的患者，接受氯吡格雷每天 75 mg 或阿司匹林每天325 mg，然后随访 1~3 年，观察终点为致死性或非致死性缺血性脑卒中、心肌梗死和血管性死亡事件[66]。ESRS 评分是为脑卒中亚组分析开发的脑卒中复发风险预测工具,ESRS 得分为 0~9 分,评分越高,脑卒中复发的风险也越高。具体见表 1-11。

表 1-11 脑卒中患者复发风险 ESRS 评分

危险因素	分值(分)
年龄 65~75 岁	1
年龄>75 岁	2
高血压	1
糖尿病	1
既往心肌梗死	1
其他心血管疾病(心肌梗死和心房颤动除外)	1
周围动脉疾病	1
吸烟	1
既往 TIA/缺血性脑卒中	1

注:低危组:0~2 分,高危组:3~9 分。

(4) SPI-Ⅱ 量表:缺血性脑卒中患者复发风险

SPI-Ⅰ(Stroke Prognostic Instrument Ⅰ)量表是在 1991 年由美国耶鲁大学教授 Kernan 通过预测 TIA 与非致残性脑卒中患者 2 年内心脑血管缺血性事件复发风险提出的,用以评估缺血性脑卒中患者复发风险的风险预测工具[67]。SPI-Ⅰ 量表最高得分为 11 分,预测指标包括年龄>65 岁(3 分)、糖尿病(3 分)、重度高血压(2 分)、脑卒中(非 TIA)(2 分)、冠心病(1 分)。随后 Kernan 在 SPI-Ⅰ 量表基础上调整各因素赋分权重并增加充血性心力衰竭和既往卒中两个危险因素,提出了 SPI-Ⅱ(Stroke Prognostic Instrument Ⅱ)量表[68]。SPI-Ⅱ 量表具体见表 1-12。

表 1-12 缺血性脑卒中患者复发风险 SPI-Ⅱ 量表评分

危险因素	分值(分)
年龄>70 岁	2
糖尿病	3
重度高血压*	1
脑卒中(非 TIA)	2
冠心病	1

续 表

危险因素	分值(分)
充血性心力衰竭	3
既往卒中	3

注:低危组:0~3 分,中危组:4~7 分,高危组:8~15 分;*重度高血压:收缩压≥180 mmHg 和(或)舒张压≥100 mmHg 。

(5) CHA2DS2-VASc 量表:非瓣膜性心房颤动患者栓塞风险

20 世纪 90 年代几个评价华法林与阿司匹林疗效的临床试验,分析得出一些非瓣膜性心房颤动患者的脑卒中危险因素,2001 年,由美国华盛顿大学 Gage 教授等将当时的几个评分方法综合后提出了 CHADS2 量表[69]。CHADS2 量表包括既往充血性心力衰竭/左心功能不全(1 分)、高血压病史(1 分)、年龄≥75 岁(1 分)、糖尿病(1 分)、既往卒中/TIA/血栓栓塞(2 分),共 6 分。后来在 CHADS2 量表的基础上进行改进,推出了 CHA2DS2-VASc 量表(共 9 分),有利于筛选出真正低危的、不需要抗凝治疗的非瓣膜性心房颤动患者,具体见表 1-13。

表 1-13 非瓣膜性心房颤动患者栓塞风险 CHA2DS2-VASc 量表

危险因素	分值(分)
C:既往充血性心力衰竭/左心功能不全	1
H:高血压病史	1
A:年龄≥75 岁	2
D:糖尿病	1
S:既往卒中/TIA/血栓栓塞	2
V:血管疾病*	1
A:年龄 65~74 岁	1
S:性别(女性)	1

注:低危组:0 分,中危组:1 分,高危组:2~9 分;*血管疾病包括:既往心肌梗死、主动脉斑块、周围动脉疾病。

(6)“8 选 3”筛查标准:我国脑卒中高危人群筛查评估标准

国家卫生健康委在 2009 年试点启动了重大公共卫生服务项目——脑卒中高危人群筛查和干预项目,并于 2011 年成立脑卒中筛查与防治工程委员会,脑卒中高危人群筛查和干预项目逐步在全国范围内启动[70]。该项目针对 40 岁以上人群进行筛查,主要根据脑卒中风险评分卡(“8 选 3”筛查标准)中的危险因素评定风险分级,将人群评定为以下 3 级:①高危人群:具有高血压、血脂异常、糖尿病、心房颤动或瓣膜性心脏病、吸烟史、明显超重或肥胖、缺乏体育运动、脑卒中家族史这 8 项脑卒中危险因素中≥3 项者，或既往卒中/TIA 患者；②中危人群：具有上述危险因素<3 项，但患有高血压、糖尿病、心房颤动或瓣膜性心脏病 3 种慢性病之一者；③低危人群：具有上述危险因素<3 项且无高血压、糖尿病、心房颤动或瓣膜性心脏病等慢性病者。具体见表 1-14。

表 1-14　脑卒中风险评分卡（"8 选 3"筛查标准）指标

指标	阳性结果
高血压	血压≥140/90 mmHg
血脂情况	异常（或不知道）
糖尿病	有
心房颤动或瓣膜性心脏病	有
吸烟史	有
体重	明显超重或肥胖
体育运动	缺乏
脑卒中家族史	有

除上述介绍的几种脑卒中量表外，脑卒中量表还包括格拉斯哥昏迷评分量表（Glasgow Coma Scale，GCS）、美国国立卫生研究院脑卒中量表（National Institutes of Health Stroke Scale，NIHSS）、改良 Rankin 量表（Modified Rankin Scale，mRS）等。GCS 是医学上评估患者昏迷程度的方法，包括睁眼反应、语言反应、肢体运动 3 个维度，最高为 15 分，得分值越高，提示意识状态越好。NIHSS 主要用来检查神经功能，共包括意识水平、最佳凝视、上肢运动等 15 个项目，得分越高，神经功能缺损越严重。mRS 主要用来衡量脑卒中患者功能恢复情况，包括完全没有症状（0 分）、尽管有症状但无明显残障（1 分）、轻度残障（2 分）、中度残障（3 分）、重度残障（4 分）、严重残障（5 分）、死亡（6 分）7 个级别，得分越低，脑卒中后功能恢复情况越好。

2. 脑卒中风险与预后评估模型小结

脑卒中风险评估模型主要包括 Framingham 脑卒中风险评估量表（FSRP）、ABCD 评分和 CHA2DS2-VASc 量表及我国的脑卒中风险评分卡。其中，脑卒中风险评分卡主要适用于 40 岁以上人群；FSRP 的预测性较好，但是由于量表中缺乏一些重要的脑卒中危险因素，因而可能具有一定局限性[71]；ABCD 评分和 CHA2DS2-VASc 量表临床操作较为复杂，部分指标难以获得，更适用于患者的临床评估，而不是大规模人群评估。在脑卒中风险评估模型中，除了糖尿病(4 次)、既往卒中/TIA(3 次)、高血压/高血压病史(3 次)、心房颤动/其他心脏病(3 次)、年龄(3 次)、吸烟(2 次)指标多次被提及,脑卒中家族史、血脂情况等其他指标均只在一种量表中出现。

脑卒中预后评估模型包括 ESRS、SPI-Ⅱ量表、GCS、NIHSS 和 mRS。ESRS 简便易行,但更适用于临床操作;SPI-Ⅱ量表适用于评估脑卒中长期复发风险,但对缺血性脑卒中复发风险的预测作用有限;GCS 主要用来判断意识情况,NIHSS 侧重于检查神经功能缺损情况,mRS 适用于衡量脑卒中后功能恢复情况,三者均更加适用于脑卒中康复阶段的临床评估。在 ESRS、SPI-Ⅱ量表这两张相对简单易操作的表格中,既往卒中、充血性心力衰竭、糖尿病、年龄和脑卒中(非 TIA)分值比重较高且出现次数较多。

在脑卒中风险与预后评估模型中,糖尿病、既往卒中/TIA、心房颤动/其他心脏病等均是脑卒中发生与预后的重要影响因素且所占比重较大,对其进行重点防控可有效降低脑卒中的发病率和复发率。另外,关于脑卒中比较权威的风险与预后模型较多,均进行了可行性和准确性验证,具体使用何种方法进行风险或预后的风险预测应该视当地居民主要健康问题、管理精细化和连续性程度、信息化和相关指标可获得性而定。

本章参考文献

[1] 王洪波, 李玉莲, 王利清,等. 北京海淀区≥40 岁居民脑卒中患病现状及其影响因素. 中国公共卫生, 2014,30(5):583-585.

[2] 孙慧英, 李涛. 脑卒中及其危险因素分析. 卒中与神经疾病, 2012,19(3):167-170.

[3] 刘丽霞, 周盛年, 张晓,等. 年龄老化对缺血性脑卒中发生发展和恢复的影响. 中国老年学杂志, 2012, 32(2):417-420.

[4] Palnum K H, Mehnert F, Andersen G, et al. Medical prophylaxis following hospitalization for ischemic stroke: age-and sex-related differences and relation to mortality. Cerebrovascular Diseases,2010,30(6):556-566. doi:10. 1159/000319030.

[5] 孙佳艺,巢宝华,徐新娟,等. 中国三甲医院高血压患者脑卒中十年发病风险的流行病学研究.中华高血压杂志, 2014, 22(10):964-968.

[6] 李洁茹,白斌,曹娟,等. 老年急性缺血性脑卒中患者下丘脑腺垂体激素水平与预后相关性分析.山西医药杂志, 2014, 43(14):1611-1614.

[7] Gargano J W, Reeves M J. Sex differences in stroke recovery and stroke-specific quality of life: results from a statewide stroke registry. Stroke,2007,38(9):2541-2548.

[8] Girot M. Smoking and stroke. Presse Médicale, 2009, 38(7-8):1120.

[9] 田婷,关智媛,石正洪,等. 复发性缺血性脑卒中的危险因素、严重程度及短期预后分析.中国康复理论与实践, 2016, 22(2):172-177.

[10] 张申宁, 徐格林, 樊新颖,等. 缺血性脑卒中再发危险因素的分析. 医学研究生学报, 2008, 21(9):962-965.

[11] Ali S F, Smith E E, Bhatt D L, et al. Paradoxical association of smoking with in-hospital mortality among patients admitted with acute ischemic stroke. Journal of the American Heart Association Cardiovascular & Cerebrovascular Disease, 2013, 2(3): 18-24.

[12] 杨飞, 宋霞, 韦亚洁,等. 脑卒中高危人群对卒中的认识、防治态度及药师服务需求的调查. 中国医院药学杂志, 2018, 38(16):74-77.

[13] 和倡畅,杨维兰. 南昌市某社区脑卒中高危人群筛查结果分析.中国初级卫生保健, 2017, 31(10):41-43.

[14] 胡大一, 郭艺芳. 2010 年美国心脏协会/美国脑卒中协会脑卒中一级预防指南要点介绍. 中华高血压杂志, 2011, 19(4):301-304.

[15] 刘力生. 中国高血压防治指南 2010.中华高血压杂志, 2011, 19(8):701-743.

[16] 王薇, 赵冬, 刘军,等. 收缩压及舒张压与脑卒中和冠心病关系的前瞻性研究. 高血压杂志, 2000, 8(4):4-7.

[17] 王增武,刘力生,龚兰生,等. 降压治疗与脑卒中二级预防:脑卒中后降压治疗研究.中华高血压杂志, 2010, 18(4):329-334.

[18] 林莉,郑彩娇. 降压治疗对脑卒中再发预防的研究——PROGRESS 和 PATS 试验及其临床意义.中国初级卫生保健, 2015, 29(5):128-129.

[19] Santos-Lasaosa S, J López del Val, C Iñiguez, et al. Diabetes mellitus and stroke. Rev Neurol, 2000, 31(1):14-16.

[20] 马翠,李岩,李熙东,等. 不同肥胖指标及糖尿病与缺血性脑卒中关系.中国公共卫生, 2013, 29(10):1502-1505.

[21] 张红梅, 方向华, 刘宏军,等. 中老年缺血性脑卒中患者伴糖尿病和空腹血糖调节受损对脑卒中复发的影响. 中国老年学杂志, 2012,32(19):4121-4123.

[22] 中华医学会神经病学分会. 中国脑出血诊治指南(2014). 中华神经科杂志, 2015, 48(6):435-444.

[23] 中华医学会神经病学分会. 中国急性缺血性脑卒中诊治指南 2014. 中华神经科杂志, 2015, 48(4):246-257.

[24] Hanon O, Assayag P, Belmin J, et al. Expert consensus of the French Society of Geriatrics and Gerontology and the French Society of Cardiology on the management of atrial fibrillation in elderly people. Geriatrie Et Psychologie Neuropsychiatrie Du Vieillissement, 2013, 106(5):303-323.

[25] January C T, Wann L S, Calkins H, et al. 2019 AHA/ACC/HRS Focused Update of the 2014 AHA/ACC/HRS Guideline for the Management of Patients With Atrial Fibrillation: A report of the American College of Cardiology/American Heart Association Task Force on Clinical Practice Guidelines and the Heart Rhythm Society [published correction appears in J Am Coll Cardiol. 2019 Jul 30;74(4):599]. J Am Coll Cardiol,2019,74(1):104-132. doi:10. 1016/j.jacc. 2019. 01. 011.

[26] Tse H F, Wang Y J, Ahmed Ai-Abdullah M, et al. Stroke prevention in atrial fibrillation: an Asian stroke perspective. Heart Rhythm the Official Journal of the Heart Rhythm Society, 2013, 10(7):1082-1088.

[27] 孙昊,吴昊,栾春业,等. 缺血性脑卒中相关危险因素的病例对照研究.实用临床医药杂志, 2010, 14(1):32-35.

[28] Pasquale, Strazzullo, Lanfranco, et al. Excess body weight and incidence of stroke: meta-analysis of prospective studies with 2 million participants. Stroke A Journal of Cerebral Circulation, 2010, 41(5):418-426.

[29] Ntaios G, Vemmos K. Association between obesity and mortality after acute first-ever stroke: The obesity-stroke paradox. Stroke, 2011, 42(5):30-36.

[30] Graham I M, Daly L E, Refsum H M, et al. Plasma Homocysteine as a Risk Factor for Vascular Disease: The European Concerted Action Project. JAMA The Journal of the American Medical Association, 1997, 277(22):1775-1781.

[31] 谈晓牧, 刘建国, 耿晓坤,等. 高同型半胱氨酸血症对缺血性脑卒中患者再发及死亡预后影响的随访研究. 中国神经免疫学和神经病学杂志,2009,16(5):325-328.

[32] 严江涛,张莉,邵姣梅,等.血浆同型半胱氨酸水平与中国人初发脑卒中预后关系的研究.临床内科杂志,2008,25(3):163-166.

[33] 杨姗姗, 王建华, 何耀,等. 老年人群缺血性脑卒中与血脂异常的关系. 中华高血压杂志, 2018, 26(4):400.

[34] 廖俊龙,付川玲,郭林翠,等. 脑卒中不同时期血脂变化与预后相关性分析.现代康复, 2001, 5(3):72-73.

[35] Fagot-Campagna A, Hanson R L, Narayan K M, et al. Serum cholesterol and mortality rates in a native American population with low cholesterol concentrations: A U-shaped association. Circulation, 1997, 96 (5): 1408 - 1415. doi: 10. 1161/01.cir. 96. 5. 1408.

[36] 姚瑶,程小华. 年轻人脑出血 89 例临床分析.中华全科医学, 2014, 12(7):1050-1052.

[37] Wells G, Shea B, O'Connell D, et al. The Newcastle-Ottawa Scale (NOS) for Assessing the Quality of Non-Randomised Studies in Meta-Analyses. http://www.ohri.

ca/programs/clinical_epidemiology/oxford.htm [2021-01-19].

[38] Wu Y, Fan Z, Chen Y, et al. Determinants of developing stroke among low-income, rural residents: A 27-year population-based, prospective cohort study in Northern China. Frontiers in Neurology, 2019, 10(57):612-619.

[39] 曹志馨,程锦泉,王振家,等. 维吾尔族缺血性脑卒中影响因素病例对照研究. 中国公共卫生, 2010, 26(8):1003-1004.

[40] 曾洁,柳青,林爱华. 广州市社区中老年人群缺血性脑卒中影响因素分析及发病风险预测. 中山大学学报(医学科学版), 2016, 37(4): 614-620.

[41] 陈丹.脑卒中影响因素的巢式病例对照研究.新乡:新乡医学院, 2016.

[42] 陈云霞. 缺血性脑卒中复发危险因素分析.唐山: 河北联合大学, 2011.

[43] 高静,张黎明. 青年出血性脑卒中的相关危险因素. 临床神经病学杂志, 2014, 27(4):297-299.

[44] 高先彬. 中青年脑血管疾病160例危险因素分析. 中华临床医师杂志(电子版), 2014, 8(15):2901-2903.

[45] 缑元冲,平留珠,牛晓波,等. 安阳地区农村缺血性脑卒中危险因素分析. 中国实用神经疾病杂志, 2010, 13(19):7-9.

[46] 梁燕. 初发性缺血性脑卒中患者发病相关危险因素分析. 社区医学杂志, 2018, 16(10):87-88.

[47] 王伟英,桑文文,焉双梅,等. 急性缺血性脑卒中患者1年复发危险因素Cox回归分析. 中华老年心脑血管病杂志, 2016, 18(1):46-50.

[48] 徐添. 脑卒中发病与预后的前瞻性队列研究. 苏州:苏州大学, 2014.

[49] 薛蕾,唐义平. 高原藏区脑卒中危险因素的相关性分析. 实用医院临床杂志, 2011, 8(5):62-64.

[50] 姚立岩, 王玉姣, 李元昊,等. 牡丹江市缺血性脑卒中危险因素研究. 牡丹江医学院学报, 2015, 36(2):39-41.

[51] 余溯源, 刘延锦, 郭丽娜,等. 郑州市农村地区脑卒中家族史人群脑卒中危险因素调查分析. 实用医学杂志, 2019, 35(3):339-342.

[52] 周汝娟, 何龙锦. 江苏泰兴地区人群缺血性脑卒中的危险因素. 临床神经病学杂志, 2015, 28(5):385-387.

[53] 李茜茜, 杨慧, 王昆祥,等. 缺血性卒中相关危险因素的前瞻性队列研究. 黑龙江医药科学,2017,40(3):166-167.

[54] 杨列昕. 滕州市缺血性脑卒中危险因素的病例对照研究. 中国慢性病预防与控制, 2016,149(3):47-49.

[55] 许宁. 莱芜地区出血性脑卒中患者的危险因素分析及干预对策. 检验医学与临床, 2013, 15:1942-1943.

[56] 魏凯,张念民,吴天华. 缺血性脑卒中发病因素的病例对照分析. 西南军医,

2012, 14(3):471-473.

[57] 宋晴,高彩霞,张艳茹,等. Logistic 回归及倾向评分法在构建脑卒中发病概率模型中的应用. 中国美容医学, 2012(08):131-132.

[58] 刘亚美,李彤. 豫北地区青年缺血性脑卒中危险因素分析. 新乡医学院学报, 2017, 34(4):323-326.

[59] 李倩,伍雪英. 脑卒中高危因素探讨与分析. 现代预防医学, 2014, 41(17):3262-3264.

[60] 郝羽. 缺血性脑卒中发病影响因素的研究. 临床医药实践, 2011, 20(10):723-725.

[61] 范文芳,龚辉. 上海社区老年脑梗死危险因素的病例对照研究. 中国医药导刊, 2010, 12(10):66-67.

[62] 陈云贞. 脑卒中患者相关危险因素分析. 中国实用神经疾病杂志, 2014, 17(23):121-122.

[63] 蔡坚,张向阳,吐尔逊·沙比尔,等. 新疆部分地区维、汉急性脑卒中患者危险因素病例对照研究. 新疆医科大学学报, 2011, 34(7):33-35.

[64] 韩冲, 陈玮琪, 荆京,等. 高危非致残性缺血性脑血管事件定义及预测模型. 中国卒中杂志, 2018, 13(5):68-73.

[65] 刘敬. ESRS、SPI-Ⅱ量表对小卒中及 TIA 患者短期复发风险的评估作用.石家庄:河北医科大学, 2012.

[66] 王蔚. CAPRIE 试验:氯吡格雷与阿司匹林对缺血事件高危患者的疗效.中国现代神经疾病杂志, 2008, 8(6):543.

[67] Kernan, W N, Horwitz R I, Brass L M, et al. A Prognostic System for Transient Ischemia of Minor Stroke. Annals of Internal Medicine, 1991, 114(7):552-557.

[68] Kernan W N, Viscoli C M, Brass L M, et al. The Stroke Prognosis Instrument Ⅱ (SPI-Ⅱ): A clinical prediction instrument for patients with transient ischemia and nondisabling ischemic stroke. Stroke, 2000,31(02):456-462.

[69] Gage B F, Waterman A D, Shannon W, et al. Validation of clinical classification schemes for predicting stroke: Results from the National Registry of Atrial Fibrillation. JAMA, 2001, 285(22):2864-2870.

[70] 卫生部办公厅.卫生部办公厅关于印发《脑卒中高危人群筛查和干预试点项目管理办法(试行)》的通知(卫办疾控函〔2012〕275 号),2012.

[71] 许予明. 中国缺血性脑卒中风险评估量表使用专家共识. 中华神经科杂志, 2016, 49(7):519-525.

第二章

脑卒中整合型防治的实施路径和关键举措

本章归纳总结了英国、美国、加拿大等发达国家的脑卒中整合型防治实践经验,从中提炼出可借鉴的国际经验。从教育宣传方面来看,英国于10年前即开展FAST大众媒体宣传活动,较好地提高了公众对脑卒中症状和发病时需要紧急应对的认知。从治疗模式方面来看,英国采取的是急性脑卒中治疗中心辐射模式,根据患者状态建立不同的诊疗途径、明确送诊和治疗的时间标准,使更多的患者得到及时评估与溶栓治疗;美国基于医疗集团与医疗服务体系,构建起整合一致、相互衔接的服务模式。例如,美国凯撒集团脑卒中诊疗实行统一的救护车预先通知、区域电子病历医学史评估、快速神经学评估、单一标准化方案等,取得了较好的效果;加拿大提供了边远地区脑卒中整合服务实践经验,开展了远程脑卒中预防、急救管理服务以加强住院治疗及康复和社区重组服务等。

我国正探索开展脑卒中高危人群筛查预防、急诊急救、规范治疗、康复随访"四位一体"的全流程健康管理服务模式。目前已建立了"省—地级市—基层"区域防治网络,并针对全人群、重点人群分别开展健康教育、筛查干预工作。同时,针对发病后急性期救治,推动"脑卒中3个1小时黄金救治圈",缩短了脑卒中患者发病到来院时间。针对急性期后康复管理,探索培养脑心健康管理师,开展脑卒中高危人群和患者的随访管理工作。借鉴国际发达国家经验,我国脑卒中防治还可在三个方面加强:一是联合社会力量开展前端健康管理和干预;二是切实落实后端康复服务,在自由就诊模式下建立专病转介机制;三是加强信息化技术在远程预诊和协作上发挥的作用。

最后,基于脑卒中疾病发展进程及患者需求,综述国内外经验,本章从理论上提出"一网络、二干预、三标准、多学科"的防治体系。"一网络":建立全流程防治网络,即建立"预防—急救—治疗—康复"全流程服务体系,通过网络纽带、信息化,完善机构间协作模式,构建关键质量控制体系,以及激励约束机制;"二干预":脑卒中危险因素干预和防复发干预,包括开展大众健康教育与实施危险因素干预;"三标准":筛查标准、分流标准、诊疗标准,包括发病前的筛查标准,发病时的患者分流标准,以及发病后的诊疗规范和转诊标准;"多学科":多学科团队建立卒中单元,提高诊疗质量。

一、脑卒中整合型防治国外实践

1. 英国脑卒中整合型防治实践

(1) FAST 大众媒体宣传活动

2009 年 2 月,英国卫生部启动了 FAST 大众媒体宣传活动(以下简称 FAST 活动),重点提高公众对其症状和发病时需要紧急应对的认知。"FAST"用于传达三种典型脑卒中症状(F = face,面部无力;A = arm,手臂无力;S = speech,言语障碍)和所需行为的信息——响应(T = time,紧急呼救时间)。具体宣传方式是自 2009 年起阶段性地在英国全国进行大众媒体宣传,即每年集中一个月左右的时间通过大众媒体(电视、新闻和广播)在全国宣传脑卒中的症状及发现脑卒中症状后及时呼叫"999"的行为。在 FAST 活动启动后,公众脑卒中信息搜寻行为显著增加,总体紧急入院率和通过急诊部门(accident and emergency, A&E)入院的患者显著增加;每月通过全科医生诊断的紧急入院率明显减少,急救服务比例增加;症状发生到医院就诊时间缩短,3 小时内到达医院的比例增加、溶栓治疗率显著增加[1,2]。法国和澳大利亚等均开展了 FAST 活动,澳大利亚调查发现开展 FAST 活动后公众脑卒中知晓率提高 5%~30%[3]。但对在采取类似 FAST 活动的爱尔兰地区进行评估的研究表明,尽管在脑卒中患者急诊就诊率、脑卒中知识掌握率等方面显著提高,但效果不持久[4]。

(2) 急性脑卒中治疗中心辐射模式

从 2007 年 12 月开始,英国脑卒中治疗模式转变为超急性脑卒中患者在急性卒中单元或病房集中治疗,使更多患者获得溶栓(thrombolysis)治疗,但实施过程中出现了治疗延误、因误诊而导致的非脑卒中患者和假性脑卒中患者的治疗率升高、溶栓治疗应用不当的比例升高等问题。此后,伦敦市(约 817 万人口,2010 年起)和大曼彻斯特地区(约 268 万人口,2015 年起)构建了急性脑卒中治疗中心辐射模式[5,6],即伦敦新模式和大曼彻斯特新模式。

在伦敦新模式中,有 8 个超急性卒中单元(hyperacute stroke unit, HASU),对脑卒中患者进行即时救治,HASU 提供的服务项目包括病情评估、治疗和所有初级干预;有 24 个卒中单元(stroke unit, SU),提供针对脑卒中的24 项医疗服务及康复服务。对疑似脑卒中患者,在 30 分钟之内直接送往 HASU(建议最多停留 72 小时);患者在到达 HASU 后 3 小时内进行第一次脑部 CT 检查,如检查结果提示病情较重则在2小时之内转诊至SU，待病情平稳后转至社区医疗机构接受康复服务；症状较轻则直接转至社区康复机构接受康复服务。

在大曼彻斯特新模式中，有11个区域卒中中心（district stroke center, DSC），提供脑卒中医疗服务和康复服务；有3个超急性卒中单元（HASU，建议最多停留72小时），提供病情评估、初步治疗和紧急干预，包括1个综合卒中中心（comprehensive stroke center, CSC，在任何时间段都可提供脑卒中医疗服务）、2个初级卒中中心（primary stroke center, PSC，只在早上7点至晚上7点提供脑卒中医疗服务）。对出现脑卒中症状的患者，在4小时内送往HASU，经过救治后根据病情轻重转至DSC、社区康复机构或返回家中；如果患者出现脑卒中症状已经超过4小时，则直接送往DSC（4小时窗口期原则），后续根据情况转至社区康复机构或返回家中。

针对急性脑卒中管理的伦敦新模式和大曼彻斯特新模式，其重点是建立辐射范围更广的卒中中心、根据患者状态建立不同的诊疗途径、明确送诊和治疗的时间标准，以便更多的急性脑卒中患者得到尽快的、合理的、公平的治疗。两个地区改革前后的治疗模式见图2-1。

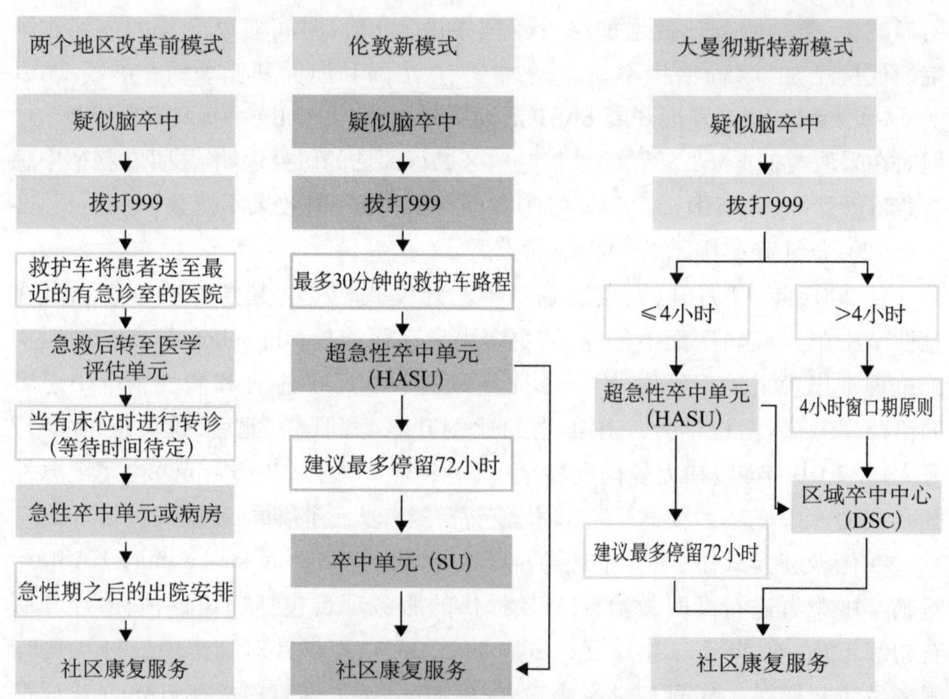

图2-1 英国伦敦和曼彻斯特区改革后的脑卒中服务新模式

2. 美国脑卒中整合型防治实践

(1) 美国凯撒集团脑卒中诊疗[7]

以美国北加利福尼亚州凯撒医疗集团(简称美国凯撒集团)为例,该医疗集团内有21家医院,每家医院都是认证合格的初级卒中中心,其中2家医院具有综合卒中中心资格。该医疗集团建立了连接21家医院的远程系统,可将电子信息远程发送至该医疗集团内的脑卒中团队的神经病学专家,该团队为所有医院提供专门的急性脑卒中呼叫服务。

脑卒中急救使用的标准化方案包括:救护车预先通知(救护车预先通知急诊部门,急诊部门预先通知脑卒中神经科医生)、区域电子病历医学史评估(病史、用药记录和医学影像检查)、快速神经学评估(远程神经病学专家基于神经学检查和病史进行远程问诊)、预先通知救护车可能需将患者转移至综合卒中中心接受血管内脑卒中治疗、快速运输到CT检查室、在CT检查室内开展阿替普酶管理(在完成非增强CT检查后,进行标准化的检查,以确保患者符合使用阿替普酶的所有标准,如符合标准,最后静脉注射阿替普酶)。

对于通过救护车到达的患者,急诊部门工作人员在接到通知后,通过呼叫集中号码联系待命的远程神经病学专家;对于通过步行到达的患者,分诊护士将激活脑卒中警报并呼叫远程神经病学专家。然后,远程神经病学家与现场急诊医师一起进行远程视频神经系统检查,并使用单一的标准化指南指导接诊医院进行急性脑卒中治疗。如果患者未完成非增强CT检查,远程神经病学专家将根据患者的情况指示接诊医院准备阿替普酶。所有急诊部门的远程医疗设备都是可移动的,允许神经病学专家在线上与患者共同在急诊部门与CT检查室移动。

(2) 退伍军人脑卒中诊疗机构

美国退伍军人医疗体系(veterans health administration, VHA)构建了四级脑卒中服务机构:综合卒中中心(comprehensive stroke center)、限定脑卒中服务机构(limited hours stroke facility)、初级卒中中心(primary stroke centers)、脑卒中支持机构(supporting stroke facility)。综合卒中中心能够提供静脉溶栓、手术和血管内介入等医疗服务,全年任何时间均开放。限定卒中服务机构能够提供静脉溶栓服务,根据当地规定决定开放的具体时间。初级卒中中心通常设置在急诊科或医疗机构中,提供静脉溶栓服务。脑卒中支持机构为患者提供支持性的服务。当患者发现脑卒中症状后,根据患者的情况和当地的规定将患者送至最近的脑卒中服务机构。

3. 加拿大阿尔伯塔省边远地区脑卒中整合型防治实践

加拿大阿尔伯塔省人口分布不均,人口主要集中于省会埃德蒙顿和卡尔加里，也是阿尔伯塔省最大的两座城市。到2010年底，埃德蒙顿和卡尔加里人口总数超过100万，占阿尔伯塔省总人口的1/3。脑卒中最优质的医疗资源主要集中于这两座城市，而该省中部和北部地区医疗资源条件相对落后。2006年加拿大阿尔伯塔省实施了脑卒中服务整合计划，初始阶段在省会埃德蒙顿和卡尔加里两座城市分别建立了2家综合卒中中心（CSC），一家在埃德蒙顿阿尔伯塔大学医院（University of Alberta Hospital，UAH），另一家在卡尔加里山麓医疗中心，并将它们作为技术支持中心，以提高全省边远地区管理脑卒中服务的能力。CSC被授权在该省中部和北部地区支持脑卒中患者治疗和综合服务的发展，通过对医务人员的全面教育和指导，许多阿尔伯塔省中部和北部社区得到支持，建立了初级卒中中心（PSC）。阿尔伯塔省脑卒中整合型服务模式如下[8]：

（1）远程脑卒中预防

阿尔伯塔省在中部和北部地区PSC开发了一个中央接收系统，提供一个单一的接入点，从而进一步改善极高危人群的分流。对于有TIA病史的个人，要增加他们在社区获得脑卒中知识的途径。阿尔伯塔省在全省范围内构建转诊网络以分流TIA患者，使省内任何地方的患者均能接受适当的服务。例如，该省设立了一条TIA热线，为全省医生提供一个单一的TIA入口，并确保社区家庭医生与脑卒中专家间直接有效的联系，从而有效地对整个地区的TIA患者的预防和治疗进行分类管理。

（2）急救管理服务

通过协调阿尔伯塔省转诊中心、地区患者转诊办公室（紧急救护线），使脑卒中患者在被初步评估后送至有能力进行治疗的机构。利用远程脑卒中系统为农村和边远地区超急性脑卒中患者提供综合评估，通过视频会议和CT检查图像共享，埃德蒙顿和卡尔加里的CSC的脑卒中专家远程为PSC患者进行检查，有效地评估患者和提出诊疗建议。

（3）住院治疗

在UAH，急性脑卒中患者住院服务得到加强，增加了卒中单元和急性脑卒中住院床位的数量，其他医院的脑卒中患者转诊至UAH的流程也得到了优化。

（4）康复服务

埃德蒙顿通过加强急救中心的人员配置确保脑卒中患者可及时获得物理治疗、作业疗法和言语病理学服务。因病情恢复缓慢而无法获得此类康复治疗的患者，可在专门的康复医院接受长期康复服务。此外，门诊康复服务也得到了加强，将某些康复服务的等待时间从最长8周减少到不到1周。

二、我国脑卒中整合型防治网络和主要举措

我国以构建区域脑卒中防治网络为主要整合途径，建设脑卒中筛查与防治基地医院、卒中单元和卒中中心，加强区域间、各级医院间或医院内部的协作。国家卫生健康委在2009年试点启动了脑卒中筛查与防治工程，2011年成立脑卒中防治工程委员会（Stroke Prevention and Treatment Project of the National Health Commission, SPTPC），2016年印发《脑卒中综合防治方案》[9]，探索开展脑卒中高危人群筛查预防、急诊急救、规范治疗、康复随访“四位一体”的全流程健康管理服务模式。

1. 脑卒中区域防治网络

我国建立了“省—地级市—基层”区域防治网络，以省级脑卒中筛查与防治基地医院为龙头单位，以各地级市脑卒中筛查与防治基地医院为主体，以辖区内部二级以上的医院为支撑，选择居民健康档案相对完备、有一定工作基础的社区和乡镇医疗机构。加强区域内两类机构建设：一是建设脑卒中筛查与防治基地医院。脑卒中筛查与防治基地医院在区域防治网络建设中发挥主体作用，与辖区内区县二级以上医院及社区和乡镇医疗机构联合开展工作[10]；推进院前“脑卒中高危人群筛查和脑卒中患者急性发作联合急救”、院中“多学科联合综合诊治”和院后“随访干预”的整体化防治模式。二是开展卒中中心建设。卒中中心是整合神经内科、神经外科、神经介入、急诊科、重症、康复、护理、医技等医疗资源，实现对脑卒中特别是急性期脑卒中进行高效、规范救治的相对独立的诊疗单元[11]。卒中中心分为3级，即高级示范卒中中心、高级卒中中心和脑卒中防治中心。

2. 脑卒中防治的主要举措

（1）健康教育与重点人群管理

1）加强健康教育：通过义诊、健康大讲堂等多种形式，利用多媒体、互联网等模式，加大宣传力度和广度，共同推进脑卒中的防治健康教育工作。2017年，全国脑卒中筛查与防治基地医院共举行科普宣传7 578场，受益群众121万余人；举行义诊8 029场，受益116万余人；同时，在医院、社区、乡镇举行健康讲座4 977场，听众达77万余人[10]。

2）开展重点人群筛查和干预：依托“脑卒中高危人群筛查和干预项目”，通过开展全人群脑卒中危险因素相关知识的宣传教育，组织高危人群筛查体检、风险分级，按计划规范化随访干预等工作，实现建立覆盖人群脑卒中预防

和危险因素筛查、规范化诊疗和综合干预随访的全流程健康管理服务的工作模式和长效机制，探索疾病治疗向健康管理模式转变的途径。2012～2018年，各级财政部门共投入财政资金4亿多元，建立覆盖全国的200余个项目筛查点，完成了近800万人次的脑卒中危险因素筛查和干预[10]。

（2）脑卒中急性期救治

SPTPC以脑卒中急救地图建设工作为抓手，推动“脑卒中3个1小时黄金救治圈”，即发病到呼救时间小于1小时，院前运输时间小于1小时，入院到开始溶栓治疗时间小于1小时。区域内的高级卒中中心开展学术交流、技术指导、质控管理工作，与区域内脑卒中防治中心等基层医疗机构和康复医疗机构逐步建立了脑卒中专病双向转诊的“绿色通道”。截至2019年5月31日，全国68个城市发布脑卒中急救地图，923家医院参与。研究显示，院前急救工作缩短了脑卒中患者发病到入院时间，患者3个月改良Rankin量表（mRS）评分中无明显功能障碍的比率也有所改善[12]。

在医院内部，通过开展卒中单元整合脑卒中患者诊疗的不同环节，由一个多学科团队负责院内急性期脑卒中患者的治疗。团队成员由急诊室医师、神经科医师、康复医师、康复治疗师（语言、心理、肢体康复、理疗等）、专业护士及社会工作者等组成。卒中单元作为一种整合型医疗卫生服务的类型，要求将医院内部的资源有机整合起来，包括急诊科、放射科、检验科、ICU、神经内科、神经外科、康复科等，使脑卒中患者在不同阶段得到充分合理的治疗和干预[13]。

（3）脑卒中急性期后康复管理

脑卒中急性期后康复管理主要依托医院康复科、康复护理机构，以及社区卫生服务机构。脑卒中网络医院或区域医联体牵头医院指导康复护理。例如，上海市B区某社区卫生服务中心通过对医联体内确诊并治疗的脑卒中患者（干预组）开展强化康复训练（包括保持正确的床上卧位、坐起及坐位平衡训练、迈步和上下阶梯训练等），对照组则给予常规运动疗法；经60天治疗后，干预组的运动功能评分和日常生活能力评分改善幅度均要优于对照组[14]。为加强脑卒中患者出院后随访管理、降低复发率，SPTPC探索培养脑心健康管理师开展随访管理工作。在上级医院的支持下对脑卒中高危人群和患者开展院前、院中和院后全流程的健康管理服务。

3. 我国脑卒中防治可借鉴的国际经验

（1）前端健康管理需联合社会力量，后端康复服务需切实落实

1）需联合社会力量，共同开展健康教育和干预：英国等国家脑卒中健康

教育依托大众媒体、公交站牌等进行全人群教育。我国的健康教育主要局限于卫生系统内，通过义诊、健康大讲堂等形式对重点人群进行教育和干预，但高危人群干预策略只能使25%的人群受益[15]。尽管国内对潜在脑卒中患者的筛查人数和实施干预手术的人数逐年上升，但每年100多万人的筛查量和1万多例的手术量相对于庞大的脑卒中病患基数和新增病例来说仍是杯水车薪。联合大众多渠道传统媒体、新媒体广泛开展健康教育和宣传，提高国民健康意识和脑卒中的认知程度，提升早期症状识别能力、高危人群和患者的依从性尤为重要[16]。

2）脑卒中的危险因素尚未能得到有效控制：对脑卒中高危患者开展筛查，但缺乏对筛查结果以及后续治疗的追踪，这是导致发病率居高不下、发病年龄越来越提前的重要原因。而脑卒中患者的二级预防管理不够有效。上海脑卒中患者中，既往脑梗死占21.48%，尤其是轻度脑卒中患者复发率较高，提示应当提高脑卒中患者二级预防的规范，减少复发。此外，尽管早期康复越来越受到重视，患者接受早期康复的比例仍处于中等偏下水平。大部分地区脑卒中整合型防治工作的开展主要依赖行政强制，缺乏可持续性筹资及有效的激励机制。

（2）完善脑卒中诊疗规范，自由就诊状态需建立专病转介机制

建立梯度诊疗体系是各国通用做法，而且明确了就诊规范，即根据患者病情送至适宜的救治机构，提出了明确的送诊控制时间标准和治疗标准，并根据病情转诊。英国、美国、加拿大等国家均建立了脑卒中“紧急救治—重症救治—康复”梯度诊疗体系，明确了各级机构的诊疗范围和内容。2010年，英国大曼彻斯特地区和伦敦地区针对急救过慢问题，构建了急性脑卒中治疗中心辐射模式。新增了超急性卒中单元（HASU）对脑卒中患者进行即时救治；卒中单元（SU）提供重症患者的综合治疗；社区接收HASU和SU病情稳定患者，提供康复服务。美国凯撒集团所属每家医院都是认证合格的初级卒中中心（PSC），其中2家具有综合卒中中心（CSC）资格。美国退伍军人医疗体系设立初级卒中中心（PSC）、综合卒中中心（CSC）、限定脑卒中服务机构和脑卒中支持机构。

我国建立“省—地级市—基层”脑卒中防治网络，建设省级和地级市脑卒中筛查与防治基地医院，并开展卒中单元建设；选择居民健康档案相对完备、有一定工作基础的社区和乡镇医疗机构为基层防治网络，推动“脑卒中3个1小时黄金救治圈”。但我国的规范不是政府强制执行，不少医疗机构均制定有自己的临床诊疗规范，不利于机构间协作。同时，我国实行自由就诊，患者

集中于三级医院就诊,按照诊疗标准分流和梯度转诊的依从性低。建议由各地制定符合当地实际情况的不同疾病状况的分诊标准和诊疗规范,指导、要求医疗机构切实落实。探索专病分级诊疗机制,提高脑卒中急性救治时间、加强康复期转诊。

(3)信息化技术在远程预诊、机构协作中的作用可进一步发挥

急救时间就是生命。即使建立梯度诊疗体系,城市地区受交通限制,边远地区受距离限制,发病到急救时间难以缩短。信息化、远程诊疗等可连接各家机构、提高诊疗效率。美国凯撒集团建立了连接集团所属 21 家医院的远程系统,通过在救护途中查阅电子病历病史、用药记录和医学影像学研究,脑卒中神经学家进行快速神经学评估,快速送至 CT 检查室进行治疗。而边远地区,如加拿大阿尔伯塔省在中心城市埃德蒙顿和卡尔加里建立综合卒中中心,通过地区患者转诊办公室等,远程为该省边远地区脑卒中患者提供综合评估。

充分发挥信息化对脑卒中诊疗的支撑作用,促进机构间协作和远程诊疗,缩短急救时间。我国开展的医联体、医共体,广泛开展了机构间的远程会诊和治疗。可借鉴的经验是,将远程技术进一步融合到急救过程中,如在救护运送途中,通过共享电子病历、即时沟通系统由脑卒中团队远程进行初步诊疗,并预先通知相关部门和人员做好诊疗准备。

三、我国脑卒中整合型防治的实施路径和关键举措

脑卒中防治主要包括健康教育、风险干预、急救、治疗与康复。基于疾病发展进程、患者需求,综述国内外经验,本书从理论上提出我国"一网络、二干预、三标准、多学科"的脑卒中整合型防治服务网络。我国脑卒中整合型防治服务网络和关键举措见图 2-2。

1. "一网络":建立全流程防治网络

(1)建立"预防—急救—治疗—康复"全流程服务体系

脑卒中疾病周期长、不同进展阶段干预重点不同,因此,需要构建从"预防—急救—治疗—康复"的全流程防治体系。服务体系、内容、流程设计需要从患者需求出发,明确需纳入的服务和组合、通过不同机构和人员协作来提供患者所需服务,推动居民开展健康自主管理,不断提升健康认知,最终改变健康行为的整合型防治网络模式。相关服务提供机构包括健康教育机构、疾病预防控制机构、社区卫生服务机构(乡镇卫生院)、急救机构、医院。

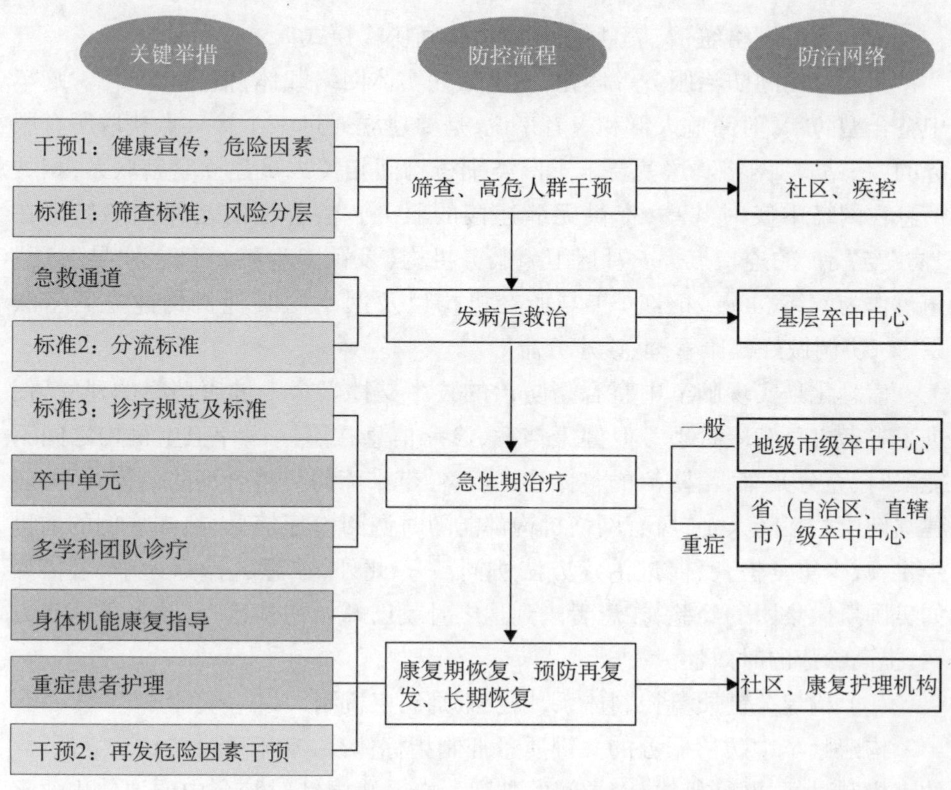

图 2-2　我国脑卒中整合型防治服务网络和关键举措

健康教育机构主要职能是健康教育，通过热线电话、大众媒体等形式广泛宣传，以提高公众对于脑卒中及其并发症的认知。疾病预防控制机构进行管理协调及质控评估，开展脑卒中及其危险因素监测、综合防控干预策略与措施的实施指导及防控效果考核评价。社区卫生服务机构（乡镇卫生院）是“防”与“治”之间的纽带。“防”的职能包括建立脑卒中高危人群和患者动态管理档案，开展辖区内健康教育、高危人群筛查、健康干预管理；“治”的职能有对于新发脑卒中患者根据病情进行转诊分流，接收急性期治疗后的患者并开展护理、康复指导等服务。

脑卒中治疗建立社区、地区级、省（自治区、直辖市）级三级服务网络，以及急救体系，推动“脑卒中 3 个 1 小时黄金救治圈”建设。急救机构负责急性脑卒中患者的规范转运、定点派送，以及科学培训急救流程规范。省（自治区、直辖市）级和地级市级卒中中心，开展整合神经内科、神经外科、急诊、重症、康复、护理、医技等医疗资源的卒中单元建设，并指导辖区内其他医疗卫生机构开展相关服务。二级及以上医院联合院前急救机构，提供规范高效的诊疗服务。

(2) 通过网络纽带、信息化,完善机构间协作模式

实现机构间防治服务一体化,需要依托实体网络载体、信息化支撑。脑卒中整合型防治,对高危人群和患者来说,是要建立通过一个接入点获取所有服务的"一站式"网络。这就要求不同类别机构间相关人员建立紧密联系,相关信息在网络中实时共享,提供无缝连接的服务。整合型防治体系的纽带在"防"与"治"的连接点——社区卫生服务机构(乡镇卫生院)可设立"导航员"角色作为网络"hub(枢纽)",与所在机构以及网络内其他机构建立紧密联系[17],协调做好健康管理、诊疗分流等[18]。

信息化是实现脑卒中整合型防治的技术支撑。个人健康档案的建立,促进了患者自身健康管理。但健康档案、诊疗信息在不同医疗卫生机构之间不能实时、充分共享,给防治的整体性、连续性带来障碍。整合型防治模式下,应建立健康档案随人走,所有网络机构都能随时调阅诊疗信息,熟知病例的前世今生,减少重复检查、促进治疗方法协同[19]。此外,在患者诊疗途中,可借鉴如美国凯撒集团的经验,在患者未到达之时就已开始初步诊疗、预备下一步方案,提高诊疗的时效性。

(3) 构建关键质量控制体系,以及激励约束机制

构建脑卒中防治服务的关键质量控制指标体系,基于质量考核建立激励、约束机制,加强网络机构、人员间的黏度。当前我国针对脑卒中的评估主要聚焦于服务流程中的某一环节或模式,其评价指标多以脑卒中防治规范和临床路径为主线,导致预防、临床救治等环节"各自为政",也无法考察防治体系的落实情况以及居民的依从性。因此,需基于脑卒中"服务链"构建关键质量控制指标体系,开展定期考核,为评价政策效果、完善防治政策提供依据。综合国内外经验,建议从"脑卒中识别及反应系统、急性脑卒中诊疗-脑卒中后1小时、急性期住院治疗-脑卒中后1天、脑卒中康复、脑卒中复发预防、脑卒中长期恢复"6个服务环节提出针对性的质量评价指标。指标类型可分为关键举措应用率、关键环节时间、过程质量指标、诊疗过程连续性4类:①关键举措应用率,如接受静脉注射阿替普酶(tPA)的所有缺血性脑卒中患者的比例等;②关键环节时间,如患者从脑卒中症状出现(或最后一次表现正常时间)到住院时间的中位数(分钟)等;③过程质量指标,如能够快速意识到两种或两种以上脑卒中症状的人群比例、接受静脉注射阿替普酶(tPA)后24小时内出现症状性颅内出血的患者比例等;④诊疗过程连续性,如急性脑卒中患者从急性期住院转归回家(有或无服务)、住院康复(一般或特殊)、长期护理及安宁疗护的比例等。脑卒中结果评价指标则包括改良Rankin量表(mRS)评分改善情况、

7 天住院全因死亡率、30 天住院全因死亡率等。

考核后,必须建立奖惩规则,有奖惩才能实现有效激励。例如,北京市对 35 家社区卫生服务中心的心血管疾病危险因素相关指标(包括高血压、糖尿病、高脂血症、冠心病等病史记录比例)进行绩效考核并建立激励机制,每个周期进行排名,综合评分前五的社区卫生服务中心分别给予相应奖励,发现干预后的管理水平显著提高[20]。关键质量考核体系涵盖了脑卒中防治的各个环节,既有过程质量,也有健康结果指标;相关的指标基本可与各类机构、人员的职能相对应。应试点建立与关键质量考核结果相挂钩的财政投入、医保资金分配机制,医务人员绩效分配制度,优绩优酬。考核激励设计以结果为导向,以过程贡献为参照:首先以健康结果指标为导向,确定总奖惩额度;其次,根据各类机构的相应过程指标,确定机构间奖励额度分配;最后,机构内部基于医务人员岗位职能,制定到人头的绩效奖励额度。

2. “二干预”:脑卒中危险因素干预和防复发干预

(1) 大众健康教育

开展大众健康教育能够帮助公众快速识别脑卒中症状,并促使其及时就诊[21]。在早期干预阶段,应积极开展脑卒中等慢性病防治全民教育,建立健全健康教育体系,普及健康科学知识。卫生主管部门组织权威专家编制脑卒中防控知识和信息,建立脑卒中健康教育媒体资源库,确保信息的科学性和实用性;依托大众媒体提高信息传播可及性和群众参与度,提升健康教育效果。各地也可通过义诊、健康大讲堂等多种形式开展脑卒中等慢性非传染性疾病的防治健康教育工作[22]。同时,应当鼓励社会组织和脑卒中防治机构共同行动,推动建立自我为主、人际互助、社会支持、政府指导的健康管理模式,教育引导大众树立正确健康观,促进形成健康的行为和生活方式。

(2) 危险因素干预

脑卒中是多种危险因素长期、综合作用的结果[23]。从全球来看,90%的脑卒中负担由可控危险因素导致,75%的伤残调整生命年(disability-adjusted life year, DALYs)由代谢因素和行为因素引起,1/3 由环境因素引起[24],对脑卒中可控危险因素进行有意识地控制能够有效降低脑卒中发病风险,减少脑卒中负担。筛选出并改变单个或多个可控危险因素,是脑卒中风险干预的重要组成部分。

针对脑卒中的危险因素干预可结合基层医疗机构的慢性病管理工作来开展,借助家庭医生签约服务,优先覆盖高血压等慢性病患者,将公共卫生、基本医疗、基本药物和健康管理服务相结合,与专科医师、其他相关人员共同提供综合、连续、动态的服务。重点开展超重或肥胖、高血压、糖尿病、血脂异常等慢性病高危人群的患病风险评估和干预指导,服务内容包括:平衡膳食、身体活动、养生保健等咨询服务;监测危险因素相关指标,如高血压患者监测血压,原发性高血压伴高同型半胱氨酸血症(Hhcy)患者监测血压和叶酸添加情况,糖尿病患者监测血糖和糖化血红蛋白,心房颤动患者监测抗凝药物的使用情况;既往卒中/TIA 者监测脑卒中二级预防开展情况,完成 mRS 评分。

3. "三标准":筛查标准、分流标准、诊疗标准

(1) 发病前:筛查标准

我国现阶段采用的脑卒中筛查标准主要依托国家卫生健康委开展的脑卒中高危人群筛查和干预项目——"8 选 3"筛查标准[25,26]。该项目以危险因素为筛查标准,包括高血压、糖尿病等 8 项危险因素,将具有 3 项及以上者,或既往卒中/TIA 患者评定为脑卒中高危人群。

然而,在实践过程中"8 选 3"筛查标准的灵敏度和特异度均存在一定局限。因此,可借鉴国外常用的脑卒中筛查标准,结合我国脑卒中患者的疾病特征、危险因素谱、共患病情况等,完善我国脑卒中高危人群筛查标准。国外常用的筛查标准中,比较具有代表性的是美国的 FSRP, FSRP 纳入的因素主要包括年龄、收缩压、降压治疗、糖尿病史、吸烟、心血管病、心房颤动和左心室肥厚[27],此后纳入了接受降压治疗前后的收缩压水平,形成了改良的 FSRP。ESRS 则可用于评估缺血性脑卒中患者复发风险[28]。

(2) 发病时:患者分流标准

对急性期患者的快速分流能够提高脑卒中救治效率。针对急性期脑卒中患者,应当尽可能缩短脑卒中疑似患者得到正确识别和有效治疗的时间,因此,优化急救流程和分流标准对于脑卒中患者的急性期救治尤为重要。该分流标准应当明确患者在不同情况下转入的医疗机构,建立确切的送诊时间标准和治疗手段,同时对急性脑卒中患者临床检查时间、患者评估和治疗决策流程进行规定。

根据国内外经验,急性脑卒中患者可根据病情进行分流,如英国伦敦新模式和大曼彻斯特新模式是根据脑卒中症状持续时间来初步判定病情程度从而送入相应的医疗机构,这一做法能够减少转诊次数,缩短患者得到正确救治的时间。此外,可根据相关量表对急性期患者病情进行快速判断,并开展分流。例如,脑卒中现场评估及分类转运量表(Field Assessment Stroke Triage for Emergency Destination, FAST-ED)是基于美国国立卫生研究院脑卒中量表(National Institute of Health Stroke Scale, NIHSS)构建,是能够对大血管闭塞脑

卒中患者(large vessel occlusion stroke, LVOS)进行快速分流的简单量表,主要从面瘫、上肢无力、语言改变、眼球斜视、失认/忽视五个维度来评价脑卒中患者严重程度,预测大血管闭塞,进行现场评估分流。FAST-ED 量表共计 9 分,除面瘫为 0~1 分外,其余均为 0~2 分;当评分≥4 分时,其敏感度及特异度分别为 60%和 89%[29]。为了便捷 FAST-ED 量表的应用,提高院前救治效率,Nogueira 等开发出 FAST-ED 量表专用计算器,降低了分流专员测算失误所带来的损失,院前应用效果良好[30]。可针对相关量表对急救机构和人员开展培训,在急救阶段完成快速评估,并将患者转运至具备相应诊疗能力的医疗机构。

(3) 发病后:诊疗标准

针对脑卒中患者的住院诊疗服务,可借鉴国内外相关临床指南,制定合理的诊疗规范。2018 年,中华医学会神经病学分会发布了《中国急性缺血性脑卒中诊治指南 2018》对急性缺血性脑卒中的诊疗进行了规范,建议按诊断流程对疑似脑卒中患者进行快速诊断,在到达急诊室后 60 分钟内完成脑部 CT 检查等基本评估并开始治疗,有条件则尽量缩短到院至溶栓时间(door to needle time, DNT)。诊疗流程如下:在排除非血管性疾病的基础上进行 CT/MRI 检查,进一步排除出血性脑卒中;确定缺血性脑卒中后采用神经功能评价量表评估脑卒中严重程度,进而判断是否能够进行溶栓治疗及相关禁忌,最后结合病史、实验室检查结果、脑病变和血管病变情况等资料进行病因分型。在此基础上对患者针对性地开展呼吸与吸氧供给、心脏监测与心脏病变处理、体温控制、血压控制等治疗,根据个体的脑卒中危险因素开展针对性治疗[31]。

合理的转诊能达到节省医疗资源、提高患者预后的双重效果。转诊标准可借鉴国家卫生健康委出台的《脑卒中等 8 个常见病种(手术)康复医疗双向转诊标准》(卫办医政函〔2013〕259 号),其中对脑卒中的转诊标准做了具体规定:如三级综合性医院转出标准,①由三级综合性医院转出至康复机构:生命体征平稳;神经科专科处理结束;脑卒中相关临床实验室检查指标基本正常或平稳;接受系统康复诊疗后仍存在较重的功能障碍,有并发症或合并症,如意识或认知障碍、气管切开状态、急性心肌梗死、吞咽障碍等,需继续住院康复治疗。②由三级综合性医院转出至社区或家庭:生命体征平稳,脑卒中相关临床实验室检查指标基本正常;没有需要住院治疗的并发症或合并症;存在轻度功能障碍,无须住院康复治疗,可进行社区康复或居家康复[32]。

4. "多学科":多科学团队建立卒中单元提高诊疗质量

卒中单元整合了脑卒中患者诊疗的不同环节,由一个团队负责院内急性期脑血管病患者的治疗。这一团队由急诊室医师、神经科医师、康复医师、康复治疗师(语言、心理、肢体康复、理疗等)、专业护士及社会工作者等组成。卒中单元要求将医院内部的资源有机整合起来,包括急诊科、放射科、检验科、ICU、神经内科、神经外科、康复科等。为了使多学科团队合作更为顺畅,可增设医疗助理对机构内诊疗全程跟踪、落实各项检查、协调多学科团队(multidisciplinary team, MDT)医师和患者的集中讨论时间;对转诊后患者的情况进行跟踪。多学科团队服务模式对患者制定诊疗规范、明确诊疗目标,使脑卒中患者在不同阶段得到充分合理的治疗和干预。相较于一般脑卒中治疗而言,能够在更大程度上提高诊疗质量,改善预后[33,34]。

在我国,可在二级及以上医院开展多学科融合的卒中中心建设,整合神经内科、神经外科、神经介入、急诊科、重症、康复、护理、医技等医疗资源,实现对脑卒中特别是急性期脑卒中进行高效、规范的救治。由卒中中心作为区域脑卒中诊疗、康复技术指导和质量控制中心,加强区域内脑卒中防治和康复管理。

本章参考文献

[1] Flynn D, Ford G A, Rodgers H, et al. A time series evaluation of the FAST National Stroke Awareness Campaign in England. PLoS One, 2014, 9(8): e104289.

[2] Wolters F J, Paul N L, Li L et al. Sustained impact of UK FAST-test public education on response to stroke: A population-based time-series study. International Journal of Stroke, 2015, 10(7): 1108-1114.

[3] Kilkenny M F, Purvis T, Werner M, et al. Improving stroke knowledge through a 'volunteer-led' community education program in Australia. Preventive Medicine, 2016, 86(5):1-5.

[4] Hickey A, Mellon L, Williams D, et al. Does stroke health promotion increase awareness of appropriate behavioural response? Impact of the face, arm, speech and time (FAST) campaign on population knowledge of stroke risk factors, warning signs and emergency response. European Stroke Journal, 2018, 3(2): 117-125.

[5] Ramsay A I G, Morris S, Hoffman A, et al. Effects of centralizing acute stroke services on stroke care provision in two large metropolitan areas in England. Stroke, 2015, 46(8):2244-2251.

[6] Hunter R M, Davie C, Rudd A, et al. Impact on clinical and cost outcomes of a centralized approach to acute stroke care in London: A comparative effectiveness

before and after model. PLoS One, 2013, 8(8):e70420.

[7] Nguyen-Huynh M N, Klingman J G, Avins A L, et al. Noveltelestroke program improves thrombolysis for acute stroke across 21 hospitals of an integrated healthcare system. Stroke, 2018, 49(1): 133-139.

[8] Joyce A, Amlani S. Integrated stroke care across a province—is it possible? Healthcare Quarterly, 2009,13(Spec): 80-84.

[9] 巢宝华, 曹雷, 涂文军, 等. 中国卒中中心网络体系的建设. 国际生物医学工程杂志, 2019, 42(5): 363-366.

[10]《中国脑卒中防治报告2018》编写组. 我国脑卒中防治仍面临巨大挑战——《中国脑卒中防治报告2018》概要. 中国循环杂志, 2019, 34(2):105-119.

[11] 巢宝华,刘建民,王伊龙,等. 中国脑卒中防治:成就、挑战和应对. 中国循环杂志, 2019, 34(7):625-631.

[12] 陈奕菲,张春鹏,王慎安,等. 医联体模式下院前急救联合绿色通道在急性缺血性脑卒中救治中的应用效果. 解放军预防医学杂志, 2019, 37(6):180-181.

[13] 詹青, 王丽晶. 2016 AHA/ASA成人脑卒中康复治疗指南解读. 神经病学与神经康复学杂志, 2017, 13(1):1-9.

[14] 刘星,王慧,陈实,等. 基于医联体的社区早期康复训练急性脑梗死患者的疗效观察. 上海医药, 2019, 40(24):56-59.

[15] 孙停瑞,李红. 脑卒中社区一级预防干预实施现状. 护理学杂志, 2011, 26(5): 94-96.

[16] 孙佳红,牛淑乔. 我国脑卒中防治误区的思考与对策分析. 中国健康教育, 2011, 27(9):708-709.

[17] Chris Ham, Hugh Alderwick, Phoebe Dunn, et al. Delivering sustainability and transformation plans from ambitious proposals to credible plans. London: The King's Fund, 2017.

[18] Williams P. The competent boundary spanner. Public Administration, 2002, 80(1): 103-124.

[19] Healthwatch N. In good health (STP). https://www.healthwatchnorfolk.co.uk/ingoodhealth/ [2018-02-23].

[20] 赵慧慧,杜昕,杜红,等. 综合干预对提高社区医生心血管疾病危险因素管理水平的效果研究. 中华健康管理学杂志, 2017, 11(6):519-524.

[21] Alberts M J, Perry A, Dawson D V, et al. Effects of public and professional education on reducing the delay in presentation and referral of stroke patients. Stroke, 1992, 23(3):352-356.

[22] Puska P, Salonen J, Nissinen A, et al. The North Karelia project. Preventive Medicine, 1983, 12(1):191-195.

[23] 刘军,凌莉.社区中老年人群脑卒中危险因素及协同作用分析.中国初级卫生保健, 2007, 21(11):36-37.

[24] Hill V, Towfighi A. Modifiable risk factors for stroke and strategies for stroke prevention. Seminars in Neurology, 2017, 37(3):237-258.

[25] 卫生部脑卒中筛查与防治工程委员会."中风"危险评分卡. http://www.cnstroke.com/NewsInfo/News/NewsDetailWeb?Tid=449[2018-02-23].

[26] 孟新. 河南省脑卒中高危人群筛查项目实施质量评价. 郑州:郑州大学, 2013.

[27] Wolf P A, D'Agostino R B, Belanger A J, et al. Probability of stroke: A risk profile from the Framingham Study. Stroke, 1991, 22(3):312-318.

[28] 王伊龙,王春雪,赵性泉,等. 非心房颤动缺血性卒中患者卒中复发的预测模型——Essen 卒中风险评分量表. 中国卒中杂志, 2009, 4(5):440-442.

[29] Lima F O, Silva G S, Furie K L, et al. Field Assessment Stroke Triage for Emergency Destination:A simple and accurate prehospital scale to detect large vessel occlusion strokes. Stroke, 2016, 47(8):1997-2002.

[30] Nogueira R G, Silva G S, Lima F O, et al. The FAST-ED App: A smartphone platform for the field triage of patients with stroke. Stroke, 2017, 48(5): 1278-1284.

[31] 中华医学会神经病学分会,中华医学会神经病学分会脑血管病学组.中国急性缺血性脑卒中诊治指南2018.中华神经科杂志, 2018, 51(9):666-682.

[32] 国家卫生和计划生育委员会.关于印发脑卒中等8个常见病种(手术)康复医疗双向转诊标准(试行)的通知. http://www.nhc.gov.cn/yzygj/s3593/201304/e2fb0bbd3f564937814ff56cb594f4c0.shtml[2020-01-26].

[33] CandeliseL, Gattinoni M, Bersano A, et al. Stroke-unit care for acute stroke patients: An observational follow-up study. Lancet, 2007, 369(9558):299-305.

[34] 王凤英,焦河, 王滔,等. 多学科团队干预模式在脑卒中出院患者康复中的应用. 医学理论与实践, 2018, 31(15):2348-2349.

第三章

脑卒中整合型防治评估体系

脑卒中防治干预措施在实施后究竟达到什么效果，措施的成本-效果/效用如何，是否达到预期目标，若未开展评估则难以确知。本章从不同角度综述了国内外脑卒中整合型防治评估的主要模型和方法，分别包括：基于"结构—过程—结果"模型建立评估框架、基于"服务链"建立脑卒中防治全过程评估指南、脑卒中防治举措的成本效果/效用评估方法。

从预防阶段来看，多个国家/地区已有脑卒中早期干预与评估实践经验，通过队列随访、干预-对照、前后比较分析等方法，评估社区风险筛查、健康教育、随访，以及少数地区采取的颈动脉支架植入与颈动脉内膜切除等干预举措，结果显示大部分干预措施能够提高高血压控制率、降低血压均值，降低脑卒中发病率和死亡率；从治疗阶段来看，当前国际普遍推行的治疗模式是卒中单元，意大利、瑞士、英国等国家和我国的研究均表明，卒中单元患者，其死亡率和残疾率有明显改善、住院时间短、感染发生率低，但住院费用较对照组(非卒中单元患者)高。

一、脑卒中整合型防治评估主要模型和方法

1. 基于“结构—过程—结果”模型建立评估框架

Donabedian 在其 1966 年提出的“结构—过程—结果”理论中通过测量“结构—过程—结果”三个维度的质量指标对医疗服务质量进行评价[1]。结构即项目组成所需的组织框架、物力和人力资源配置，以及信息交流、技术手段等管理举措[2]；过程描述的是如何将结构属性运用到实践中，一般指所采取的举措；结果即项目产出效果。“结构—过程—结果”理论较全面地覆盖了全医疗过程中的医疗服务质量改进内容，适用于作为整体医疗服务质量评价体系的理论基础，在医疗服务体系内被较多使用[3~5]。

1994 年，Devers 等人首次以“结构—过程—结果”理论框架为基础提出了卫生服务整合的评价维度[6]。结构评价中较为具有代表性的评价工具是比达索阿整合卫生组织（Bidasoa Integrated Health Organization）采用的用于评估医疗机构慢性病准备程度的指标体系（Assessment of Readiness for Chronicity in Healthcare Organization），该评价指标体系从组织构成、社区服务、服务模式、自我管理、临床决策支持以及信息系统 6 个维度进行评价[7]。过程评价除评价医疗卫生服务的具体举措和活动之外，在整合多机构、多功能的服务模式中，还需评价各项服务间协作程度[7]。结果评价可分为个人对接受卫生服务的感受改变、人群健康改变和医疗费用变化[8]。应用案例如 Nuria Toro 运用该模型评价了西班牙的地区慢性病整合型医疗卫生服务对于健康的改善成效、全过程医疗费用的节省程度。该研究分别在结构维度从服务策略和功能、人员投入、资金投入等进行评价；过程维度分析了慢性病管理举措实施情况，以及在服务过程中信息交流的紧密度、及时性；结果维度则从健康结果改善情况进行评价[9]。

2. 基于“服务链”建立脑卒中防治全过程评估指南

在“结构—过程—结果”理论框架下，根据脑卒中服务流程，政府部门或社会组织通过评价确定脑卒中防治的关键举措、实施过程情况和产生的健康效果。WHO 等多个国际组织/协会均在全球范围内开展了大量工作并发布了多个中长期战略规划和框架性指导文件。如世界脑卒中组织（World Stroke Organization，WSO）发布的《全球脑卒中服务行动计划》（Global Stroke Service

Action Plan,以下简称“行动计划”)[10],该行动计划确定了“脑卒中识别及反应系统、急性脑卒中诊疗-脑卒中后1小时、急性期住院治疗-脑卒中后1天、脑卒中康复、脑卒中复发预防、脑卒中长期恢复”6个服务环节,制定了每个环节的关键举措,提出了各个举措的质量要求,以此提升整体服务水平和服务的连续性[11]。除各服务环节的服务内容和质量指导内容,该行动计划还提出了卫生系统监测指标,从发病率、患病率、病死率等健康结果来监测人群健康水平。

多个国家从国家层面提出脑卒中服务质量评价框架,以加拿大为例,加拿大心脏和脑卒中基金会(Heart and Stroke Foundation)的脑卒中质量咨询委员会(Stroke Quality Advisory Committee)制定的《脑卒中关键质量指标和脑卒中案例定义》,对“行动计划”6个服务环节的服务过程提出针对性的质量评价指标,指标类型可分为关键举措应用率、关键环节时间、过程质量指标、诊疗过程连续性4类。

(1) 关键举措应用率

关键举措应用率包括接受静脉注射阿替普酶(tPA)的所有缺血性脑卒中患者的比例、在入院后30分钟和1小时内接受急性溶栓治疗患者的比例等。

(2) 关键环节时间

关键环节时间包括患者从脑卒中症状出现(或最后一次出现正常时间)到住院时间的中位数(分钟),急性缺血性脑卒中患者在脑卒中症状出现后3.5小时、4.5小时、5小时、6小时内入院的比例,从患者到达急诊室(记录分流时间)到接受静脉注射阿替普酶(tPA)(开始注射)时间的中位数(分钟)等。

(3) 过程质量指标

过程质量指标包括基于FAST活动能够快速意识到两种或两种以上脑卒中症状的人群比例、接受静脉注射阿替普酶(tPA)后24小时内出现症状性颅内出血的患者比例(包括颅内出血、蛛网膜下腔出血、脑室内出血、舒张期高血压)等。

(4) 诊疗过程连续性

诊疗过程连续性包括通过急救服务将急诊部门的(疑似)脑卒中患者送至急症医院的比例,急性脑卒中患者从急性期护理出院到住院康复的比例,急性脑卒中患者出院转归及后续服务的连续性,包括从急性期住院转归回家(有或无服务)、住院康复(一般或特殊)、长期护理以及安宁疗护等。

在脑卒中结果评价方面采用的主要指标包括改良Rankin量表(mRS)评分改善情况,缺血性脑卒中、出血性脑卒中、蛛网膜下腔出血和TIA患者的7天住院全因死亡率,缺血性脑卒中、出血性脑卒中、蛛网膜下腔出血和TIA患者的30天住院全因死亡率等。

加拿大心脏和脑卒中基金会制定的指标体系较为全面地将与脑卒中相关的保健、服务和管理体系作为一个整体进行监测评估，且根据实践不断对质量关键指标进行修订更新，为脑卒中整合型防治服务和体系管理的完善提供了循证参考。

3. 脑卒中防治举措的成本效果/效用评估方法

传统的脑卒中防治举措成本效果/效用分析方法多通过干预-对照实验，比较干预组和对照组的成本效果/效用差异。而分析成本效果/效用模型则包括决策树(Decision Tree)、马尔可夫模型(Markov model)等。一般来说，分析急性和短期疾病的成本效果/效用常采用决策树，分析慢性病的成本效果/效用首选马尔可夫模型。决策树由条件分支组成，包括决策节点及决策节点所产生的多种可能结果，其基本原理是利用概率和各个选项的赋值，推导并比较已知情况下各种可能结果的损益值，是一种直观运用概率分析的图解法，适合短期内呈现治疗效果的疾病。马尔可夫模型基本原理是将研究对象按照研究设定的标准划分为几个不同的状态(马尔可夫状态)，并根据各状态在一定时间内(马尔可夫循环)相互转换的概率，结合每个状态上的各种属性赋值，通过多次循环运算，估计研究对象在时间方向上发展的各种属性的赋值总和并结合每个状态下的健康结果和资源消耗，估计疾病发展的结果及其医疗费用。

在脑卒中防治举措的成本效果/效用评估中，成本可分为直接成本和间接成本，其中直接成本可进一步细分为直接医疗成本和直接非医疗成本。直接医疗成本指直接与治疗干预有关的成本，如预防、诊断、治疗成本和住院成本等，直接非医疗成本指与提供医疗服务有关的非医疗成本，如就诊的交通费、营养费及陪护费等，直接成本主要通过问卷调查和调用医院财务处住院患者账单明细的方式获得。间接成本主要是由于患病、残疾或死亡而减少生产力的成本，可通过人力资本法、意愿支付法等来测算。对效果的衡量可使用临床生化指标和健康终点指标，如治愈率、有效率、病死率和副反应发生率等指标；而效用指标通常采用质量调整生命年(quality-adjusted life years, QALYs)、失能调整生命年(disability-adjusted life years, DALYs)等指标。

二、国内外脑卒中预防效果评估进展

脑卒中早期预防性干预举措有国家层面、地区层面的综合干预和小规模干预实验，主要采取队列随访、干预-对照、前后比较分析。干预举措有社区风险筛查、健康教育、随访，少数采取颈动脉支架植入与颈动脉内膜切除的方式；所选择的过程和结果指标有认知改变、就诊率、主要危险因素如高血压控制情况、发病率和死亡率等。

由政府发起的综合干预政策如芬兰北卡(North Karelia Project)[12]、美国波塔基特心脏健康计划(Pawtucket Heart Health Program, PHHP)、美国斯坦福五城市项目(The Stanford Five City Project, FCP)[13]、WHO倡导的多国"非传染病社区一体化预防项目"和德国心血管病预防研究规划等。通过综合干预的手段，普遍获得了人群高血压控制率升高、血压均值下降等结果，从而达到降低脑卒中、冠心病发病率和死亡率的良好效果。脑卒中在社区开展综合干预的效果也得到了国内许多研究的验证，如我国的七城市心血管病干预研究，取得了脑卒中发病率和死亡率分别下降了50%和45%的初步结果[14]；王文志等在北京、上海、长沙等3个城市对社区人群脑卒中危险因素开展综合干预的研究也表明干预后脑卒中调整发病率下降了62.4%，调整死亡率下降了53.6%，研究结果显示积极控制高血压可明显降低脑卒中的发病率和死亡率[15]。

多项研究显示筛查、随访和危险因素干预能提高公众认知、改善健康结局。研究调查了英国FAST活动干预前6年和第一次主要电视宣传活动结束后4年的公众行为，也得出了一致的结果：干预实施后，脑卒中后首次就医的时间比之前更快(中位数由53分钟缩短至31分钟，$P=0.005$)，采取紧急医疗服务比例增加(由57.2%提高至74.8%，$P<0.0001$)，非紧急服务(全科医生提供的服务)的使用量持续下降，症状发生后至医院的延迟时间减少(中位数由185分钟降低至119分钟，$P<0.0001$)，患者在3小时内到达医院的比例增加(46.9%提高至65.8%，$P<0.0001$)，并且这一比例在2009年后持续上升[16]。一项美国北卡罗来纳州的社区随机对照研究显示，社区脑卒中风险筛查能够加强公众对脑卒中危险因素的认知和记忆准确度；对干预组进行健康教育和随访，其初级保健医生就诊率是对照组的1.85倍[17]。我国一项对社区约7万人开展的10年(1996~2005年)整群对照队列研究结果显示，通过对全人群进行干预和针对高危人群进行重点防治，无论是脑卒中发病率还是死亡率均呈现波动性下降趋势(干预组发病率自173.1/10万降至127.3/10万，死亡率自55.9/10万降至45.5/10万；监测组发病率自124.9/10万升至438.6/10万；死亡率自38.4/10万升至63.9/10万。)[18]。另一项在医院开展的对脑卒中高危人群随机分组的对照研究结果显示，以心理干预、生活干预、药物干预、家属指导和定期随访5种干预手段结合，经过2年时间后干预组和对照组

在发病率和死亡率两项指标方面均有明显差异，并且首次在干预手段中加入了对心理因素和社会因素方面的考虑[19]。

日本一项研究显示干预效果与干预强度相关，无论是何种强度的干预，公众对脑卒中早期信号的识别能力均有显著上升，但仅有强干预地区的民众能够正确识别脑卒中发病信号并及时拨打急救电话，中等干预地区的民众识别脑卒中发病信号可能存在错误，从而导致浪费急救资源的情况出现[20]。

此外，部分学者研究采用手术干预对脑卒中的影响。Gray 等[21]研究发现颈动脉支架植入术与颈动脉内膜切除术具有相似的疗效，但前者并发症较少且费用和资源利用明显降低，颈动脉支架植入术不但耐久，而且预防脑卒中的效果优于颈动脉内膜切除术。

三、国内外脑卒中治疗模式和服务体系改革举措效果评估进展

当前国际普遍推行的治疗模式是卒中单元。Livia C 等在意大利开展的队列研究显示，对于急性脑卒中的患者，如果在发病 48 小时内能够接受卒中单元模式治疗，其死亡或残疾的可能性比传统病房低（$OR=0.81$；95%CI：0.72～0.91；$P=0.0001$）[22]。Carlo W 等在瑞士开展的单中心研究比较了在同样提供心血管监测的情况下，患者在半集约化卒中单元（SI-SU）和重症监护室（流动卒中团队；MST-ICU）中接受治疗 3 个月后，SI-SU 患者的依赖程度和死亡率相较于 MST-ICU 中的患者有明显改善（$OR=0.45$；95%CI：0.31～0.65；$P<0.001$）[23]。随着卒中单元模式在我国应用与推广，通过比较卒中单元组和对照组的住院时间、住院费用、感染率和康复前后 NIHSS 及 Barthel 量表评分，提示卒中单元组相比对照组患者住院时间短、感染发生率低、相关量表评分改善情况的性价比高，但卒中单元组的住院费用较对照组更高且差异有统计学意义[24-27]。

医疗卫生服务体系的改革也提高了脑卒中诊疗效率和效果。Morris S 等分析了 2015 年大曼彻斯特地区脑卒中集中治疗模式效果，以及伦敦市 2010 年改革实施后其效果的长期有效性。结果显示，该模式可降低死亡率和缩短急性期住院时间，并且效果稳定。大曼彻斯特地区入院后 90 天死亡率总体下降，超急性卒中单元治疗的患者死亡率下降 1.8%（95%CI：0.2～3.4 天）；急性期住院时间降低 1.5 天（95%CI：0.4～2.5 天）。伦敦市实施新模式后，2010 年当年 90 天死亡率出现大幅下降，2010～2015 年 90 天死亡率没有显著下降（$P=0.09$），但 5 年期间急性期住院时间继续缩短（$P<0.01$）。美国凯撒集团

建立了连接集团所属 21 家医院的远程系统，通过电子信息进行远程会诊、预通知和准备后续诊疗工作。新系统运行后，系统内机构平均 DNT 中位数从 53.5 分钟降至 34.0 分钟（$P<0.001$），在 30 分钟内治疗的病例百分比从 4.2% 增至 40.8%（$P<0.001$）。我国一项通过纵向前后数据比较评估多学科卒中单元服务临床效果的研究结果显示，观察组 DNT 较对照组缩短 19 分钟；平均住院日缩短 6 天；从进门至专科医生到达时间缩短 4 分钟；到院至 CT 影像诊断检查时间（door to CT time）缩短 22 分钟；CT 报告时间缩短 24 分钟；急诊救治时间平均缩短 12 分钟；患者满意度从 84%提高至 93%。两组比较差异均有统计学意义（$P<0.05$）[28]。

四、脑卒中预防、治疗成本效果评估

脑卒中预防和治疗成本的效果评估多数为成本-效果分析和成本-效用分析，研究方法主要包括干预-对照试验、决策树和马尔可夫模型，评价的举措有脑卒中健康教育、服药控制危险因素、行切除手术等方式来干预，以及评价指标主要包括 DALYs、QALYs、Barthel 量表指数、Fugl-Meyer 运动评价量表（Fugl-meyer motor assessment, FMA）等。研究中不仅纳入脑卒中临床常规评价指标和健康状态评价内容，还考虑非正式成本，较少涉及间接成本[29, 30]。

Steven 等人[31]研究进行增强型教育和互动干预对提高脑卒中防治意识的成本效益研究，通过马尔可夫模型和成本成果比率（incremental cost-effectiveness ratio, ICER）2 种方式进行评估。马尔可夫模型分析结果显示，增强型教育和互动干预的成本效益分别是：每增加一名脑卒中发病后到达医院时间<3 小时的患者的成本分别为 227.35 美元和 74.63 美元，每增加一名具有脑卒中知识水平的患者的成本分别为 440.72 美元和 334.09 美元。从 ICER 角度来看，增强型教育与标准护理的 ICER 为 84 846 美元/QALY，互动干预与增强型教育的 ICER 为 59 058 美元/QALY。

Liao 等人[32]通过比较我国台湾地区几种口服抗凝剂对于预防心房颤动、脑卒中的成本效益分析，研究使用决策树、马尔可夫和多重敏感性分析来预测口服抗凝剂的生命周期成本和 QALY。研究结果显示，华法林的成本最低，而依多沙班产生的 QALY 最高，达比加群、利伐沙班、阿哌沙班和依多沙班与华法林相比，每增加一个 QALY 的成本效益比分别为 6 415 美元、4 225 美元、4 115 美元和 5 458 美元。

部分研究开展了有创型干预的评估，Pan 等人[33]对中国机械血栓切除术的成本效益进行分析，研究中采取了决策树和马尔可夫模型的组合。其结果显示，在静脉组织纤溶酶原激活剂治疗中增加机械血栓切除术可获得 0.794 个 QALY，费用为 50 000 元（约 7 700 美元），即每增加一个 QALY 费用为 63 010元（约 9 690 美元）。贾羽等[34]通过自膨式颅内取样器（revive self-expanding, ReVive SE）对比静脉溶栓治疗进行急性缺血性脑卒中患者的经济性评价，基于 ReVive SE 的前瞻性临床研究和二次文献研究构建决策树和马尔可夫模型，模拟急性缺血性脑卒中后采用机械取栓与静脉溶栓两种治疗方案的疾病进程，并根据预测治疗结果进行成本-效果分析。其结果显示：从第 6 年开始，ReVive SE 机械取栓组对比静脉溶栓组更具成本效果，整个生命周期两组的增量成本效果比为 96 316 元/QALY，低于 WHO 推荐的 3 倍人均 GDP 阈值(2016 年 161 940 元)。

本章参考文献

[1] Donabedian A. Evaluating the quality of medical care. The Milbank Memorial Fund Quarterly, 1966, 44 (3): 166-206.

[2] Glickman S W, Baggett K A, Krubert C G et al. Promoting quality: The health-care organization from a management perspective. International Journal for Quality in Health Care, 2008, 19(6):341-348.

[3] Pap R, Lockwood C, Stephenson M et al. Indicators to measure pre-hospital care quality: A scoping review protocol. JBI database of systematic reviews and implementation reports, 2017,15(6):1537-1542.

[4] 刘鑫鑫. 以 Donabedian 结构—过程—结果理论构建儿科护理敏感性质量指标评价体系.杭州：浙江大学，2017.

[5] Moore L, Lavoie A, Bourgeois G et al. Donabedian's structure-process-outcome quality of care model: Validation in an integrated trauma system. Journal of Trauma and Acute Care Surgery, 2015,78(6):1168-1175.

[6] Devers K J, Shortell S M et al. Implementing organized delivery systems: an integration scorecard. Health Care Management Review, 1994, 9(3): 7-20.

[7] Valentijn P P Schepman S M, Opheij W et al. Understanding integrated care: A comprehensive conceptual framework based on the integrative functions of primary care. International Journal of Integrated Care, 2013, 13(5): e010.

[8] Berwick D M, Nolan T W, Whittington J et al. The triple aim: Care, healthand cost. Health Affairs, 2008, 27(3):759-769.

[9] Toro N, Paino M, Fraile I et al. Evaluation framework for healthcare integration pilots in the Basque Country. International Journal of Integrated Care, 2012, 12 (3): 12-28.

[10] World Stroke Organization. About WSO. https://www.world-stroke.org/about-wso [2020-02-26].

[11] Lindsay P, Furie K L, Davis S M et al. World Stroke Organization Global Stroke Services Guidelines and Action Plan. International Journal of Stroke, 2014, 9 (Suppl A100): 4-13.

[12] Puska P. The North Karelia Project: 30 years successfully preventing chronic diseases. Diabetes Voices, 2008, 53(Spec): 26-29.

[13] Fortman S P, Winkleby M A, Flora J A et al. Effect of long-term health education a blood pressure and hypertension control: The Stanford five-city program. American Journal of Epidemiology, 1990, 132(4):629.

[14] 程学铭,杜晓立,李世绰. 干预后脑卒中死亡率的变化——中国七城市脑卒中危险因素干预试验.中国慢性病预防与控制, 1994, 2(5):214-216.

[15] 王文志,吴升平,洪震,等. 我国三城市开展社区人群干预九年脑卒中发病率的变化.中华老年心脑血管病杂志, 2002, 4(1):30-33.

[16] Wolters F J, Paul N L, Li L et al. Sustained impact of UK FAST-test public education on response to stroke: A population-based time-series study. International Journal of Stroke, 2015, 10(7): 1108-1114.

[17] Anderson R T, Camacho F, Iaconi A I et al. Enhancing the effectiveness of community stroke risk screening: A randomized controlled trial. Journal of Stroke & Cerebrovascular Diseases, 2011, 20(4): 330-335.

[18] 刘德安,任雪雷,周晓林,等. 斜土社区脑卒中干预10年效果分析. 社区卫生可持续发展管理论坛, 2006:181-183.

[19] 魏晋霞. 脑卒中高危个体筛查与干预管理的效果评价.中国保健营养, 2019, 29(21):203.

[20] Nishikawa T, Okamaru T, Nakayama H et al. Effects of a public education campaign on the association between knowledge of early stroke symptoms and intention to call an ambulance at stroke onset: The acquisition of stroke knowledge (ASK) study. Journal of Epidemiology, 2016, 26(3):115-122.

[21] Gray W A, White H J, Barrett D M et al. Carotid stenting and endartereetomy: A clinical and Cost comparison of revascularization strategies. Stroke, 2002, 33(4): 1063-1070.

[22] Livia C, Gattinoni M, Bersano A et al. Stroke-unit care for acute stroke patients: An observational follow-up study. Lancet, 2007, 369(9558): 299-305.

[23] Carlo W C, Paul M G, Lorenzo S P et al. Beneficial effects of a semi-intensive stroke unit are beyond the monitor. Cerebrovascular Diseases, 2015, 29(2):102-109.

[24] 李凤玲. 卒中单元护理管理模式对脑卒中患者康复效果的影响. 当代医学, 2017, 23(15):166-168.

[25] 安中平,巫嘉陵,周玉颖,等. 卒中单元的疗效及卫生经济学评价.中国康复医学杂志, 2008, 23(3):225-227.

[26] 柯贤军,汪炳华,许康,等. 卒中单元管理脑梗死患者近期疗效观察.华中医学杂志, 2007, 31(3):205-206.

[27] 高志嵩,张淑敏. 卒中单元对急性脑卒中治疗的效果评价.宁夏医学杂志, 2007, 29(1):36-37.

[28] 王昕,刘慧萍. 多学科协作在缩短急性脑卒中患者救治时间中的临床应用. 护士进修杂志, 2019, 34(19):1793-1796.

[29] 阎田园. 脑卒中手术病人医院感染危险因素分析及经济负担评价研究.济南: 山东大学, 2018.

[30] 徐丽喆,杜悦,刘维珍,等. 脑卒中经济负担评价分析.中国煤炭工业医学杂志, 2010, 13(7):1079-1080.

[31] Elizabeth R S. Stroke Warning Information and Faster Treatment (SWIFT): Cost-effectiveness of a stroke preparedness intervention. Value in Health, 2019, 22(11): 1240-1247.

[32] Liao C T, Lee M C, Chen Z C et al. Cost-effectiveness analysis of oral anticoagulants in stroke prevention among patients with atrial fibrillation in Taiwan. Acta Cardiologica Sinica, 2020, 36(1): 50-61.

[33] Pan Y, Cai X, Huo X et al. Cost-effectiveness of mechanical thrombectomy within 6 hours of acute ischaemic stroke in China. BMJ Open, 2018, 8(10):1-8.

[34] 贾羽,刘建民,杨鹏飞,等. ReVive SE 机械取栓对比静脉溶栓治疗中国急性缺血性卒中患者的成本效用分析.中国医疗保险, 2019, 4:57-63.

下篇

实证研究

第四章

上海市脑卒中整合型防治举措和实施情况

本章介绍了上海市脑卒中整合型防治体系的基本情况，着重以上海市A区为例，阐明了脑卒中整合型防治实施情况及效果评估，并提炼了其特征、问题与启示。2016~2019年上海市A区脑卒中高危筛查共纳入34 453人，从筛查结果来看，前4种危险因素检出顺位为高血压、缺乏体育运动、糖尿病、超重或肥胖，而多种危险因素组合中，大多与高血压有关。针对危险因素构成、随访特征与住院行为特征分别提出干预重点。危险因素中高血压和缺乏体育运动占比较高，应作为重点干预危险因素；不同性别、年龄组居民的危险因素构成不同，应分类开展干预。高危人群的随访率和依从性不高，慢性病规范管理需进一步加强。通过跟踪上海市A区脑卒中患者2016~2019年在全市范围内的住院情况，辖区内占比85.31%，住院以恢复期住院居多，提示需加强区内相应资源配置；住院流动主要在地缘位置接近的机构，但连续性不高，提示需要加强区域协作指导。

一、上海市脑卒中整合型防治体系

由于脑卒中具有死亡率高、致瘫率高、复发率高，以及危险因素可预防等特点，上海市以脑卒中作为切入点，于 2012 年启动建设了上海市脑卒中预防与救治服务体系，即“脑卒中预防—干预—救治”三级服务网络（简称上海市脑卒中网络）。该网络由复旦大学附属华山医院牵头、上海市脑卒中预防与救治专家委员会指导，建立“上海市脑卒中预防与救治中心”；在市级层面，从上海市三级甲等综合性医院中，通过招募和遴选等过程确定了 11 家医院作为市级脑卒中临床救治中心（简称市级卒中中心）；在区级层面，遴选了 25 家医院作为区级脑卒中临床救治中心（简称区级卒中中心），并将 240 个社区卫生服务中心纳入网络。同时，该网络强化相关专业机构的合作和支持：市疾病预防控制中心将脑卒中正式纳入慢性病规范管理，完善脑卒中高危人群分级筛查规范，建立全市脑血管病报病制度；市医疗急救中心完善急性脑卒中患者的规范转运、定点派送，以及科学培训急救流程规范；市健康教育所通过 12320 热线等宣传，推动脑卒中识别规范和管理规范。

上海市脑卒中预防与救治服务体系框架见图 4-1。

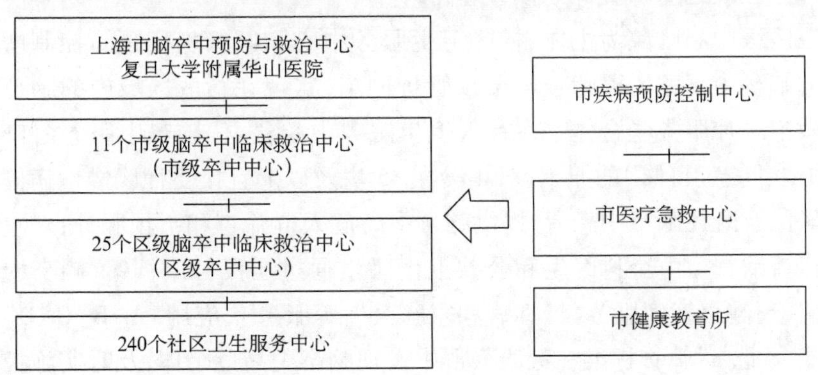

图 4-1　上海市脑卒中预防与救治服务体系——“脑卒中预防—干预—救治”三级服务网络框架[1]

1. 机构联动与转诊流程整合

(1) 市区建立联动的救治网络

市级卒中中心按照行政地域与相应区建立对口支持机制（对口关系见表

4-1)，为各区级卒中中心提供技术支撑，重点是神经外科、血管外科、神经介入技术等二级医疗机构薄弱的学科和技术；针对脑卒中高危人群开展治疗性干预、建立脑卒中后转运急救的网络，接受区级卒中中心转诊的高危个体，进行治疗性干预、实施时间窗内静脉溶栓急救、蛛网膜下腔出血治疗、血管内干预治疗及颈动脉剥离手术。

表 4-1　市级卒中中心与各区对口关系表

市级脑卒中临床救治中心	对口区
复旦大学附属华山医院	静安区、虹口区
复旦大学附属中山医院	徐汇区、金山区、青浦区
上海市第六人民医院	闵行区、松江区、奉贤区
上海市第十人民医院	普陀区、闸北区
上海长海医院	杨浦区、宝山区、崇明区
上海交通大学医学院附属瑞金医院	黄浦区
上海交通大学医学院附属第九人民医院	长宁区、嘉定区
上海交通大学医学院附属仁济医院	浦东新区
上海市东方医院	浦东新区
上海长征医院	虹口区
上海中医药大学附属曙光医院	全市

(2) 区级建立筛查与干预管理网络

以区级中心医院为主体、社区卫生服务中心和区级疾病预防控制中心为依托的脑卒中高危人群筛查与干预管理网络，实现在行政区域内的脑卒中预防与救治医疗服务联合体。在社区卫生服务中心建立“脑卒中服务窗口”，按照“知情、同意、自愿”的原则，对年龄在 35 岁及以上且接受社区慢性病健康管理的居民及既往脑卒中患者，提供脑卒中高危人群筛查和干预服务，对重点人群全覆盖筛查。由全科医生和公共卫生医生通过居民健康档案、脑卒中服务窗口门诊、健康管理服务(慢性病和家庭医生等服务)，应用“A-B-C-D”初筛指标或“8 选 3”筛查标准在健康人群中发现脑卒中高危个体，及时实施控制危险因素等一级预防管理；针对筛查出脑卒中高危个体实施转诊区级卒中中心的建议；积极运用社区中医药预防保健服务手段，为脑卒中患者后遗症提供社区适宜康复服务。

区级卒中中心开展对脑卒中高危个体血管病变的筛查，包括颈动脉以及颅内动脉筛查，对确诊脑卒中患者进行规范治疗(早期溶栓或转诊、脑出血手术治疗、早期康复治疗),根据指征将脑卒中患者转诊至对口的市级卒中中心。上海市脑卒中高危人群筛查与干预管理网络工作流程具体见图 4-2。

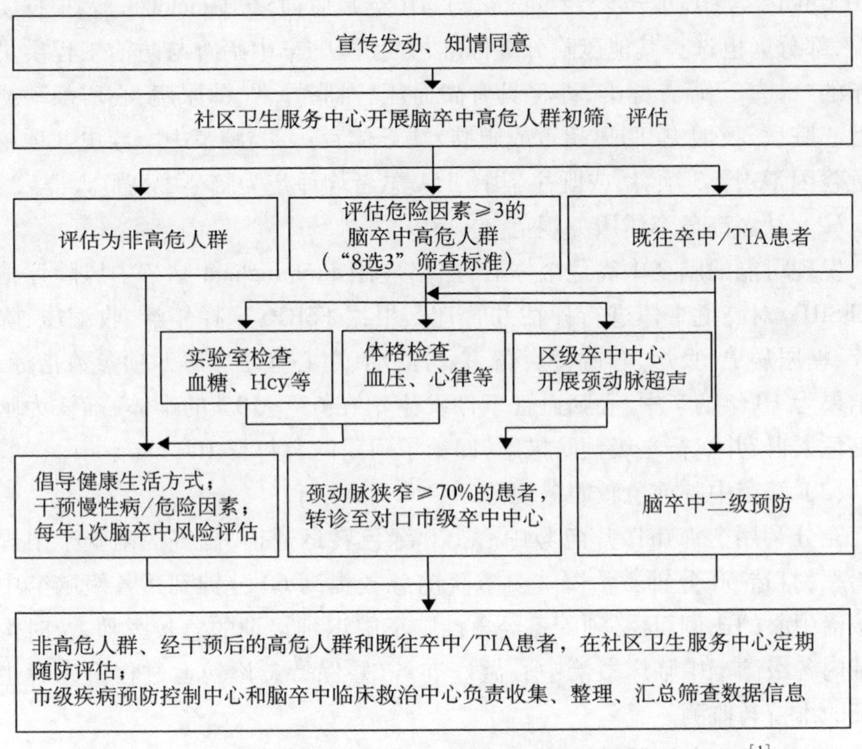

图 4-2 上海市脑卒中高危人群筛查与干预管理网络工作流程[1]

2. 脑卒中预防与救治的规范和标准制定

复旦大学附属华山医院作为上海市脑卒中预防与救治服务体系的技术支持核心,开展上海市脑卒中预防与救治的各项标准与规范的制定、技术培训、质量控制与管理督导。标准化建设工作包括脑卒中急性期监护设备、神经影像学平台建设、急性期救治流程规范、区级会诊支持制度、危重病例转诊会诊制度等。从疾病防治阶段,分别对院前急救阶段、急诊抢救阶段、住院诊治(包括急性期康复)阶段、门诊或专病门诊随访阶段及脑卒中服务窗口的社区康复、高危个体与脑卒中患者管理等多个环节的诊疗标准进行了规范。具体如下:

(1) 高危筛查门诊服务规范

在各相关科室诊疗服务中(包括健康体检),应用脑卒中高危风险评分对高危个体进行筛查,关注 H 型高血压、颈动脉病变的个体。社区卫生服务中心主要开展一级预防，在社区健康档案中发现、应用“A-B-C-D”初筛指标，即：A（年龄超过 55 岁）、B（血压超过 140/90 mmHg）、C（血浆同型半胱氨酸≥10 μmol/L 及 LDL-C>3.2 mmol/L）、D（空腹血糖>6.1 mmol/L）。根据实际情况，部分区也选择其他风险分级标准，如我国脑卒中筛查与防治工程委员会公布的“8 选 3”筛查标准，即将具有高血压、血脂异常、糖尿病、心房颤动或瓣膜性心脏病、吸烟史、明显超重或肥胖、缺乏体育运动、脑卒中家族史 8 项脑卒中危险因素中≥3 项者，或既往卒中/TIA 患者均评定为脑卒中高危人群。

（2）社区高危个体服务规范

发现可能的脑卒中高危个体后，严格应用 Framingham 脑卒中风险评估量表（FSRP）对高危个体进行评估并管理。根据 FSRP，选择年龄、收缩压、降压治疗、糖尿病史、吸烟、心血管疾病、心房颤动、左心室肥厚等 8 项参数指标，评估结果为 10 年脑卒中/心脑血管事件发生率在 6%～10%的个体，确认为脑卒中高危人群，并实行一级预防措施，即给予阿司匹林每日 100 mg 干预。

（3）脑卒中院前急救服务规范

充分利用上海市医疗急救中心 120 绿色转运通道，围绕提高脑卒中规范救治率，打造 60 分钟救治圈。要求院前急救提高 60 分钟到达各级脑卒中临床救治中心的比例，且必须配备经急性脑卒中识别培训的急救医师，及时沟通区域内各级脑卒中临床救治中心做好准备，并保持急诊转运过程中患者生命体征的维持与监测。

（4）脑卒中急诊服务规范

针对急性脑卒中，要求各级脑卒中救治中心争取 60 分钟完备评估与治疗决策，合理组织临床流程以缩短所需时间（所有实验室检查时间<45 分钟，头颅 CT 检查时间<30 分钟），使发病 4.5 小时内的缺血性脑卒中患者能获得静脉溶栓治疗的评估与选择，及时转诊或分流需神经外科处理的病例。

（5）脑卒中专病门诊服务规范

脑卒中专病门诊使用住院患者评估工具（3 个量表：ABCD2、ESSEN、CHADS2 均可应用于门诊）；针对未曾发生心脑血管疾病的个案，应用脑卒中高危风险评分对高危个体进行筛查（H 型高血压、颈动脉病变）并管理。

（6）脑卒中住院服务规范

脑卒中住院患者需要减少并发症、早期预防脑卒中的复发，根据《中国缺血性脑卒中和短暂性脑缺血发作二级预防指南》及《中国急性缺血性脑卒中诊治指南》的标准，按照国家脑卒中医疗质量控制中心的要求，执行质量控制关键性评价指标。

3. 不同团队人员配备与培训

(1) 市级卒中中心

为区级卒中中心提供包括神经外科、血管外科、神经介入、中医康复在内的技术支撑，实施血管神经外科手术、颅内外动脉手术与血管内干预等培训。

(2) 区级卒中中心

配备以神经内科医生为主的脑卒中小组(不少于5人，可包含急诊、神经外科、中医专业医生在内)、开设每周不少于1次的脑卒中专病门诊，建立24小时急救绿色通道、高危个体血管筛查机制；接受上海市脑卒中预防与救治中心和市级卒中中心的技术培训。

(3) 社区卫生服务中心

配备临床全科(内科)医师、公共卫生医师、中医(不少于5人)，建立“脑卒中服务窗口”，在区级疾病预防中心的指导下，对社区健康档案中脑卒中高危个体进行管理、脑卒中患者二级预防规范处理、对脑卒中后遗症进行康复医疗服务；接受上海市脑卒中预防与救治中心、各级卒中中心的技术培训。

二、地区脑卒中整合型防治体系的评估

以上海市A区为例，开展脑卒中整合型防治体系实施情况及效果评估。

1. A区脑卒中整合型防治体系

A区按照上海市要求，为提高居民脑卒中防治知识知晓率，实现脑卒中早发现、早干预、早治疗，降低区内脑卒中发病率、复发率、致残率和死亡率，A区在区内建立协作网络，由区卫生健康委员会(简称区卫生健康委)负责工作方案的制定及统筹工作，区级卒中中心及社区卫生服务中心在区卫生健康委的领导下开展脑卒中防治服务，区疾病预防控制中心(简称区疾控中心)对社区卫生服务中心进行定期筛查和随访管理，协助区卫生健康委工作的开展，区卫生信息中心开发建设信息系统，实现区疾控中心、区级卒中中心和社区卫生服务中心数据的互联互通。具体服务内容与流程如下：

区卫生健康委和区疾控制中心共同组织项目实施。区卫生健康委负责全区脑卒中筛查与干预工作的组织领导和统筹协调，成立领导小组和专家委员会，建立脑卒中防治的组织网络和工作机制，并将此项工作纳入公共卫生绩效考核体系，加强考核管理。区疾控中心负责对社区前期筛查、后期随访工作的

业务培训及指导,对社区开展的筛查、随访等工作进行督导、质控与评估,以及区内数据的统计汇总、分析等。

脑卒中防治服务提供机构中,社区卫生服务中心进行脑卒中高危人群筛查和干预,以区脑卒中临床救治中心为诊疗主体,依托对口市级脑卒中临床救治中心对疑难病例与危重病人进行诊治。A 区有 13 家社区卫生服务中心,各中心由专人负责脑卒中高危人群的筛查及干预工作,对高危对象进行进一步检查,落实个体化干预、治疗、随访管理等;对符合转诊条件的实施转诊。区脑卒中临床救治中心为院 B-1(卒中中心)。在预防方面,院 B-1 主要负责对社区家庭医生、医技人员(B 超检查)在诊疗及康复方面进行技术培训及指导,培训经考核合格后颁发资质认定书。在诊疗方面,建立脑卒中筛查门诊,对来院就诊的高血压病、糖尿病等慢性病患者进行脑卒中高危人群初筛和评估工作;开设绿色通道,对社区转诊患者的进一步诊治,完善随访信息。对口市级脑卒中临床救治中心是院A-2(卒中中心),院 A-2 对院 B-1(卒中中心)进行业务指导,对上转的疑难病例或危重患者进行诊治。

2. A 区脑卒中筛查与救治体系相关信息

A 区脑卒中筛查与救治体系对筛查、转诊、随访、信息管理、培训、质控与监督等多个环节进行了规范与标准的制定,在这个过程中收集不同阶段的个体信息,脑卒中防治的相关信息统一采集到区"脑卒中筛查干预信息系统"。区卫生信息中心基于居民健康档案开发建设脑卒中筛查干预信息系统,区疾控中心、区脑卒中临床救治中心、各社区卫生服务中心主动配合,按照要求建设信息系统,将脑卒中筛查评估、转诊治疗、随访干预等信息及时录入,并保证信息数据的有效传输利用,实现互联互通。信息具体包括:

(1) 慢性病信息

社区卫生服务中心在居民知情同意的情况下,通过结合家庭医生服务,通过健康档案、健康体检、诊疗信息、主动询问等采集服务对象健康相关信息,填写《慢性病综合管理信息登记表》,并定期更新。《慢性病综合管理信息登记表》主要信息包括个人基本信息、疾病既往史、疾病行为和危险因素、体格检查、实验室检查、脑卒中风险初筛评估与登记管理信息。

(2) 筛查信息

根据"8 选 3"筛查标准对筛查人群进行风险评估,结果记录于《脑卒中高危人群初筛评估表》,包含筛查信息(高血压、血脂情况、糖尿病、心房颤动、吸烟史、体重、体育运动、脑卒中家族史、既往脑卒中/TIA)及筛查结果(危险分级判定)。其中,脑卒中危险因素包含 8 项:①高血压(≥140/90 mmHg或正在服用降压药)；②心房颤动；③吸烟史；④血脂异常(或不知道)；⑤糖尿病；⑥缺乏体育运动(体育运动的标准是每周运动≥3次、每次≥30分钟、持续时间≥1年。从事农业体力劳动可视为有体育运动)；⑦明显超重或肥胖($BMI \geq 26\ kg/m^2$)；⑧有脑卒中家族史。脑卒中风险初筛评估对象年龄在35岁以上且接受社区慢性病健康管理的居民，提供脑卒中高危人群筛查和干预服务，对重点人群全覆盖筛查。脑卒中风险初筛评估包括以上8项(每1项1分)，既往卒中/TIA患者或者脑卒中风险初筛评估≥3分者，即视为脑卒中高危人群。

(3) 随访信息

随访规范要求：①对筛查出的非高危人群，由社区卫生服务中心开展健康生活方式指导，每年进行一次脑卒中风险评估，完善随访信息表。②对筛查出的含有高血压或糖尿病或心房颤动或非既往卒中/TIA患者的脑卒中高危人群，由社区卫生服务中心根据《中国卒中一级预防指南》和《中国缺血性卒中二级预防指南》等诊疗指南开展健康生活方式指导、针对性的药物治疗，每三个月进行一次随访管理，并完善随访信息表。《脑卒中高危人群(含脑卒中患者)管理随访信息表》主要包含随访基本信息(随访方式、管理状态、失访原因、预约时间)，疾病和行为危险因素信息(高血压、血脂、糖尿病、心房颤动、吸烟、超重或肥胖、运动情况、脑卒中家族史、既往卒中/TIA)。

(4) 诊疗信息

患者门急诊、住院的医院信息系统(Hospital Information System, HIS)、住院病案首页信息，用以跟踪A区所有居民2016~2019年在区内的医疗服务利用情况。其中，《患者信息表》记录患者基础个人信息，《诊疗收费表》和《病案首页》记录住院患者信息，《门诊诊疗记录》记录门诊患者信息。门诊和住院数据中包含了对患者的主要诊断编码、相关费用和保险支付信息。

(5) 脑卒中筛查和住院数据

数据库的基本信息如下：

2016~2019年A区《脑卒中高危人群初筛评估表》共记录37 814次初筛评估，涉及共34 453人，其中含既往卒中/TIA患者3 189人，脑卒中风险评估≥3分者14 872人，高危筛出率达52.42%(18 061人)。标注随访类型为3个月1次共19 805人次，12个月1次294人次，有17 715人次未注明后续随访类型(表4-2)，数据显示部分高危人群的随访类型并未严格按照规范进行。

表 4-2　2016~2019 年上海市 A 区脑卒中筛查人群风险分级与随访类型

风险分级	随访类型(人次)		
	3 个月 1 次	12 个月 1 次	合计
脑卒中/TIA	3 534	0	3 534
高危(危险因素≥3 个)	16 262	286	16 548
非高危	9	8	17
合计	19 805	294	20 099

2016~2019 年 A 区《脑卒中高危人群(含脑卒中患者)管理随访信息表》共记录随访 19 306 次,涉及 16 371 人。其中,绝大部分人群(85. 65%)仅有 1 次随访,随访 3 次以上人群比例仅为 0. 44%(表 4-3),随访情况也并未严格按照规范执行。

表 4-3　2016~2019 年上海市 A 区脑卒中筛查人群随访次数分布

总随访次数	人数(人)	占比(%)
1	14 022	85. 65
2	1 948	11. 90
3	330	2. 02
4	62	0. 38
5	8	0. 05
6	1	0. 01
合计	16 371	100. 00

项目组收集了 A 区 2016~2019 年的《患者信息表》《诊疗收费表》《病案首页》和《门诊诊疗记录》,用以跟踪 A 区所有居民 2016~2019 年在区内的医疗服务利用情况。根据患者唯一识别码追踪患者。门诊和住院数据中包含了对患者的主要诊断编码、相关费用和保险支付信息。

三、脑卒中整合型防治实施情况跟踪

从脑卒中的筛查、危险因素干预、住院 3 个环节,分析危险因素的分布情况、随访干预实施频次和人群依从性差异,以及总体住院次数、机构分布和机构间协作情况。

1. 筛查人群的危险因素

2016~2019 年,A 区共筛查人群 34 453 人,对研究变量缺失值和异常值处理后最终纳入研究对象 32 910 人。筛查人群的基本情况如下(具体见表 4-4):男女比例较为均衡,女性稍多,其中,男性 15 882 人,占 48.26%;女性17 028人,占 51.74%。筛查对象年龄结构以 60 岁及以上老年人为主,占 80.40%;中年和青年人群分别占 16.43%和 3.17%;平均年龄 67.74 岁,最小年龄 27 岁,最高年龄 104 岁。婚姻状况以已婚人群为主,占筛查对象的 94.24%。文化水平以中小学为主,占 85.85%,高等学历仅占 3.94%。

表 4-4　2016~2019 年上海市 A 区脑卒中筛查人群基本情况

项目	分组	人数(人)	构成比(%)
性别	男	15 882	48.26
	女	17 028	51.74
年龄	青年(<45)	1 044	3.17
	中年(45~60)	5 407	16.43
	老年(≥60)	26 459	80.40
婚姻状况	已婚	31 015	94.24
	丧偶	198	0.60
	离婚	1 399	4.35
	未说明	219	0.77
	未婚	79	0.24
文化水平	大学及以上	1 297	3.94
	中学	16 955	51.52
	小学	11 298	34.33
	其他	3 360	10.21

(1) 危险因素顺位

A 区筛查人群检出的 8 种脑卒中危险因素检出顺位是:高血压 26 174 人,占 79.5%;缺乏体育运动 17 123 人,占 52.0%;糖尿病 10 679 人,占 32.4%;超重或肥胖 10 138 人,占 30.8%;吸烟 9 097 人,占 27.6%;血脂异常 9 011 人,占 27.4%;脑卒中家族史 726 人,占 2.2%;心房颤动 435 人,占 1.3%。筛查对象脑卒中危险因素检出情况见图 4-3。

男性和女性脑卒中危险因素经卡方检验,血脂异常女性偏高,高血压和吸烟男性偏高,其他危险因素男女分布无差异。男性前 4 种主要的危险因素检出情况:高血压 12 909 人,占 81.28%;吸烟 8 992 人,占 56.62%;缺乏体育运

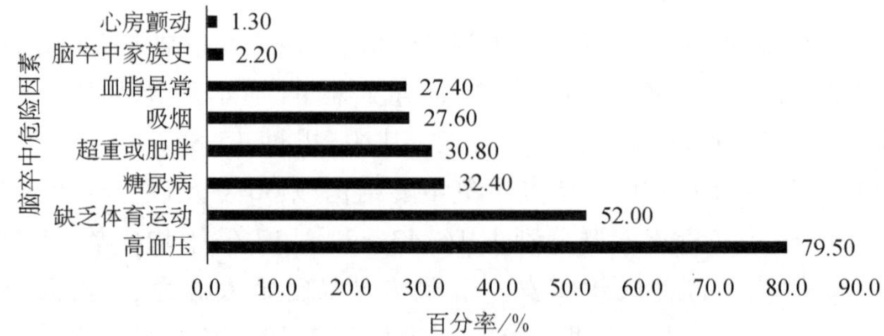

图 4-3　2016~2019 年 A 区筛查人群 8 种脑卒中危险因素检出情况

动 8 228 人，占 51. 81%；糖尿病 5 161 人，占 32. 50%。女性前 4 种主要的危险因素检出情况：高血压 13 265 人，占 77. 90%；缺乏体育运动 8 895 人，占 52. 24%；糖尿病 5 518 人，占 32. 41%；血脂异常 5 262 人，占 30. 90%（具体见表 4-5）。

表 4-5　2016~2019 年 A 区筛查人群 8 种危险因素检出情况

危险因素	筛查的所有对象		男		女		P
	检出人数（人）	占比（%）	检出人数（人）	占比（%）	检出人数（人）	占比（%）	
高血压	26 174	79. 53	12 909	81. 28	13 265	77. 90	0. 000
缺乏体育运动	17 123	52. 03	8 228	51. 81	8 895	52. 24	0. 237
糖尿病	10 679	32. 45	5 161	32. 50	5 518	32. 41	0. 430
超重或肥胖	10 138	30. 81	4 883	30. 75	5 255	30. 86	0. 428
吸烟	9 097	27. 64	8 992	56. 62	105	0. 62	0. 000
血脂异常	9 011	27. 48	3 749	23. 61	5 262	30. 90	0. 000
脑卒中家族史	726	2. 21	363	2. 29	363	2. 13	0. 186
心房颤动	435	1. 32	228	1. 44	207	1. 22	0. 057

从不同年龄段的脑卒中危险因素情况来看，青年人群（<45 岁）前 4 种主要的危险因素检出情况：缺乏体育运动 492 人，占 47. 13%人；高血压 281 人，占 26. 92%；超重或肥胖 201 人，占 19. 25%；吸烟 191 人，占 18. 30%。中年人群（45~59 岁）前 4 种主要的危险因素检出情况：高血压 3 991 人，占 73. 81%；缺乏体育运动 2 591 人，占 47. 92%；吸烟 1 749 人，占 32. 35%；超重或肥胖 1 714 人，占 31. 70%。老年人群（≥60 岁）前 4 种主要的危险因素检出情况：高血压 21 902 人，占 82. 78%；缺乏体育运动 14 040 人，占 53. 06%；糖尿病 8 868 人，占 33. 52%；

超重或肥胖8 223人，占 31.08%。每个危险因素的检出率在不同年龄组之间存在差异，高血压老年人群高于中、青年人群，青年最低；缺乏体育运动老年人群高于中、青年人群；糖尿病、超重或肥胖和吸烟这 3 种危险因素老年人群均高于青年人群；同样地，血脂异常和心房颤动老年人群高于中、青年人群，青年人群最低（具体见表 4-6、图 4-4）。

表 4-6　2016~2019 年 A 区筛查人群 8 种脑卒中危险因素的年龄分布

类别	青年（<45 岁）		中年（45~59 岁）		老年（≥60 岁）		*P*
	检出人数（人）	占比（%）	检出人数（人）	占比（%）	检出人数（人）	占比（%）	
高血压	281	26.92	3 991	73.81	21 902	82.78	0.000
缺乏体育运动	492	47.13	2 591	47.92	14 040	53.06	0.000
糖尿病	104	9.96	1 707	31.57	8 868	33.52	0.000
超重或肥胖	201	19.25	1 714	31.70	8 223	31.08	0.000
吸烟	191	18.30	1 749	32.35	7 157	27.05	0.000
血脂异常	64	6.13	828	15.31	8 119	30.69	0.000
脑卒中家族史	18	1.72	176	3.26	532	2.01	0.000
心房颤动	2	0.19	24	0.44	409	1.55	0.000

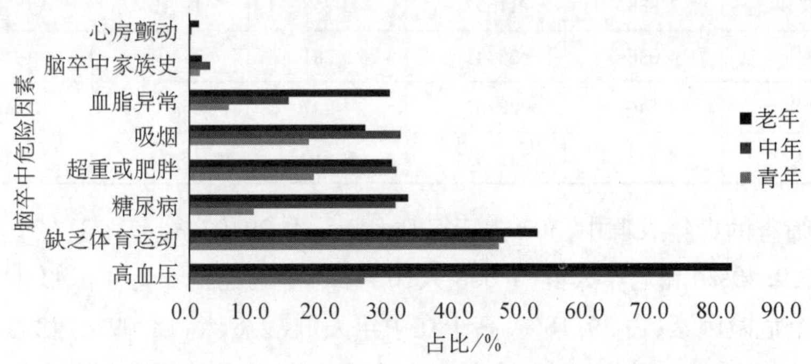

图 4-4　2016~2019 年 A 区各年龄组筛查人群 8 种脑卒中危险因素的检出情况

（2）危险因素聚集性分析

从 2016~2019 年 A 区筛查人群的脑卒中危险因素聚集情况来看，2 479 人无危险因素，占 7.53%；5 096 人有 1 种危险因素，占 15.48%；9 317 人有 2 种危险因素，占 28.31%；8 873 人有 3 种危险因素，占 26.96%；4 种以上危险因素有 7 145 人，占 21.71%（具体见表 4-7）。

表 4-7　2016~2019 年 A 区筛查人群的危险因素聚集情况

危险因素个数(个)	人数(人)	构成比(%)
0	2 479	7.53
1	5 096	15.48
2	9 317	28.31
3	8 873	26.96
≥4	7 145	21.71

无危险因素人群中男性的比例低于女性,男性有 927 人无危险因素,占男性的5.84%;女性1 552 人无危险因素,占女性的9.11%。此外,男性有1 个、2 个危险因素的比例均低于女性,同时有 3 个危险因素的比例无差别。而男性和女性同时存在 4 个及以上危险因素的人数分别为 4 535 和 2 610 人,分别占比 28.55%和 15.33%,男性同时有 4 个及以上危险因素的比例高于女性,这表明男性更容易聚集多个危险因素(具体见表 4-8)。

表 4-8　2016~2019 年 A 区筛查人群危险因素聚集性的性别分布

危险因素个数(个)	男		女		P
	人数(人)	构成比(%)	人数(人)	构成比(%)	
0	927	5.84	1 552	9.11	0.000
1	1 838	11.57	3 258	19.13	0.000
2	4 036	25.41	5 281	31.01	0.000
3	4 546	28.62	4 327	25.41	0.000
≥4	4 535	28.55	2 610	15.33	0.000

在筛查的青年人群中,303 人无危险因素,占 29.02%,远高于在中年人群(508 人,9.40%)和老年人群(1 668 人,6.30%)中的比例。青年人群中 409 人存在 1 个危险因素,占 39.18%,高于在中年人群(978 人,18.09%)和老年人群(3 709 人,14.02%)中的比例;中年人群中只存在 1 个因素的人群比例高于老年人群。青年人群中 178 人存在 2 个危险因素,占青年人群的 17.05%,低于在中年(1 559 人,28.83%)和老年(7 580 人,28.65%)中的比例;中年人群和老年人群之间存在 2 个和 3 个危险因素的人群比例无差异。青年人群中 64 人存在 4 个及以上的危险因素,占青年人群的 6.13%,要低于在中年人群(967 人,17.88%)和老年人群(6 114 人,23.11%)中的比例。以上表明年龄越大,越容易聚集多个危险因素(具体见表 4-9)。

表 4-9　2016～2019 年 A 区筛查人群危险因素聚集的年龄分布

危险因素个数（个）	青年(<45 岁)		中年(45～59 岁)		老年(≥60 岁)	
	人数(人)	构成比(%)	人数(人)	构成比(%)	人数(人)	构成比(%)
0	303	29.02	508	9.40	1 668	6.30
1	409	39.18	978	18.09	3 709	14.02
2	178	17.05	1 559	28.83	7 580	28.65
3	90	8.62	1 395	25.80	7 388	27.92
≥4	64	6.13	967	17.88	6 114	23.11

在 8 个脑卒中危险因素中，由于脑卒中家族史和心房颤动在 A 区筛查人群中的检出率非常低，分别仅占 2.20%和 1.30%，对危险因素聚集的影响非常小，因而在以下聚集分析中未将这两个因素纳入。其他危险因素分布如下：

只有 1 个危险因素的人群中，主要的两个因素为：高血压（2 684 人，8.42%）和缺乏体育运动（1 049 人，3.29%）。

在有 2 个危险因素的人群中，前 5 个主要的危险因素组合为高血压+缺乏体育运动（2 889 人，9.07%）、高血压+糖尿病（1 403 人，4.40%）、高血压+超重或肥胖（1 349 人，4.23%）、高血压+吸烟（1 293 人，4.06%）、高血压+血脂异常（924 人，2.90%）。排名前 5 的危险因素组合均与高血压有关，并且以高血压+缺乏体育运动最常见。

在有 3 个危险因素的人群中，前 5 个主要的危险因素组合为高血压+吸烟+缺乏体育运动（1 450 人，4.55%）、高血压+血脂异常 +缺乏体育运动（1 409 人，4.42%）、高血压+糖尿病+缺乏体育运动（1 409 人，4.42%）、高血压+缺乏体育运动+超重或肥胖（1 226 人，3.85%）、高血压+糖尿病+超重或肥胖（705 人，2.21%），排名前 5 的危险因素组合均与高血压有关，并且以高血压+吸烟+缺乏体育运动最常见。

在有 4 个危险因素的人群中，前 5 个主要的危险因素组合为吸烟+血脂异常+糖尿病+超重或肥胖（948 人，2.98%）、高血压+糖尿病+缺乏体育运动+超重或肥胖（710 人，2.23%）、高血压+吸烟+缺乏体育运动+超重或肥胖（644 人，2.02%）、高血压+吸烟+糖尿病+缺乏体育运动（627 人，1.97%）、吸烟+血脂异常+糖尿病+缺乏体育运动（608 人，1.91%），并以吸烟+血脂异常+糖尿病+超重或肥胖最常见。

在有 5 个危险因素的人群中,前 2 种主要的模式是高血压+血脂异常+糖尿病+缺乏体育运动+超重或肥胖(479 人,1. 5%)、高血压+吸烟+糖尿病+缺乏体育运动+超重或肥胖(377 人,1. 18%)。

同时有高血压+吸烟+血脂异常+糖尿病+缺乏体育运动+超重或肥胖等 6 个危险因素者共 177 人,占总人数的 0. 56%(具体见表 4-10)。

表 4-10 2016~2019 年 A 区筛查人群 6 种主要危险因素的分布和聚集情况

危险因素个数(个)	组合	数量(人)	构成比(%)	排名
1	高血压	2 684	8. 42	1
	缺乏体育运动	1 049	3. 29	2
	血脂异常	514	1. 61	3
	吸烟	337	1. 06	4
	糖尿病	327	1. 03	5
	明显超重或肥胖	285	0. 89	6
2	高血压+缺乏体育运动	2 889	9. 07	1
	高血压+糖尿病	1 403	4. 40	2
	高血压+超重或肥胖	1 349	4. 23	3
	高血压+吸烟	1 293	4. 06	4
	高血压+血脂异常	924	2. 90	5
	血脂异常+缺乏体育运动	311	0. 98	6
	吸烟+缺乏体育运动	258	0. 81	7
	缺乏体育运动+超重或肥胖	244	0. 77	8
	糖尿病+缺乏体育运动	215	0. 67	9
	糖尿病+超重或肥胖	130	0. 41	10
	血脂异常+超重或肥胖	121	0. 38	11
	血脂异常+糖尿病	111	0. 35	12
	吸烟+糖尿病	93	0. 29	13
	吸烟+血脂异常	92	0. 29	14
	吸烟+超重或肥胖	74	0. 23	15
3	高血压+吸烟+缺乏体育运动	1 450	4. 55	1
	高血压+血脂异常+缺乏体育运动	1 409	4. 42	2
	高血压+糖尿病+缺乏体育运动	1 409	4. 42	3
	高血压+缺乏体育运动+超重或肥胖	1 226	3. 85	4

续 表

危险因素个数(个)	组合	数量(人)	构成比(%)	排名
3	高血压+糖尿病+超重或肥胖	705	2.21	5
	高血压+吸烟+糖尿病	520	1.63	6
	高血压+血脂异常+糖尿病	517	1.62	7
	高血压+吸烟+超重或肥胖	477	1.50	8
	高血压+血脂异常 +超重或肥胖	356	1.12	9
	高血压+吸烟+血脂异常	249	0.78	10
	糖尿病+缺乏体育运动+超重或肥胖	112	0.35	11
	血脂异常+缺乏体育运动+超重或肥胖	86	0.27	12
	吸烟+糖尿病+缺乏体育运动	84	0.26	13
	血脂异常+糖尿病+缺乏体育运动	74	0.23	14
	吸烟+缺乏体育运动+超重或肥胖	69	0.22	15
	吸烟+血脂异常+缺乏体育运动	49	0.15	16
	吸烟+糖尿病+超重或肥胖	34	0.11	17
	血脂异常+糖尿病+超重或肥胖	33	0.10	18
	吸烟+血脂异常+糖尿病	25	0.08	19
	吸烟+血脂异常+超重或肥胖	25	0.08	20
4	吸烟+血脂异常+糖尿病+超重或肥胖	948	2.98	1
	高血压+糖尿病+缺乏体育运动+超重或肥胖	710	2.23	2
	高血压+吸烟+缺乏体育运动+超重或肥胖	644	2.02	3
	高血压+吸烟+糖尿病+缺乏体育运动	627	1.97	4
	吸烟+血脂异常+糖尿病+缺乏体育运动	608	1.91	5
	高血压+血脂异常+糖尿病+超重或肥胖	596	1.87	6
	高血压+吸烟+血脂异常+缺乏体育运动	496	1.56	7
	高血压+吸烟+糖尿病+超重或肥胖	317	0.99	8
	吸烟+糖尿病+缺乏体育运动+超重或肥胖	316	0.99	9
	高血压+吸烟+血脂异常+糖尿病	192	0.60	10
	高血压+吸烟+血脂异常+超重或肥胖	161	0.51	11
	高血压+血脂异常+缺乏体育运动+超重或肥胖	38	0.12	12
	血脂异常+糖尿病+缺乏体育运动+超重或肥胖	29	0.09	13
	高血压+血脂异常+糖尿病+缺乏体育运动	17	0.05	14
	吸烟+血脂异常+缺乏体育运动+超重或肥胖	12	0.04	15

续 表

危险因素个数(个)	组合	数量(人)	构成比(%)	排名
5	高血压+血脂异常+糖尿病+缺乏体育运动+超重或肥胖	479	1.50	1
	高血压+吸烟+糖尿病+缺乏体育运动+超重或肥胖	377	1.18	2
	高血压+吸烟+血脂异常+糖尿病+缺乏体育运动	302	0.95	3
	高血压+吸烟+血脂异常+缺乏体育运动+超重或肥胖	245	0.77	4
	高血压+吸烟+血脂异常+糖尿病+超重或肥胖	108	0.34	5
	吸烟+血脂异常+糖尿病+缺乏体育运动+超重或肥胖	13	0.04	6
6	高血压+吸烟+血脂异常+糖尿病+缺乏体育运动+超重或肥胖	177	0.56	1

2. 随访干预

随访干预的基本要求是:①对筛查出的非高危人群,由社区卫生服务中心开展健康生活方式指导,每年进行一次脑卒中风险评估,完善随访信息表。②对筛查出的含有高血压或糖尿病或心房颤动或非既往卒中/TIA 患者的脑卒中高危人群,由社区卫生服务中心根据《中国卒中一级预防指南》和《中国缺血性卒中二级预防指南》等诊疗指南开展健康生活方式指导、针对性的药物治疗,每 3 个月进行 1 次随访管理,并完善随访信息表。

2016~2019 年,A 区共筛查出高危人群 17 173 人,高危率 53.89%。A 区危险因素的不同人群分布情况:男性高于女性;文化水平越低,高危比例越高;未婚低于其他婚姻状况,已婚、丧偶、离婚和未说明这 4 种情况无差别;中年和老年远高于青年(具体见表 4-11)。

表 4-11　2016~2019 年 A 区不同人群脑卒中高危检出情况

人口社会学因素	类别	高危(人)	非高危(人)	高危检出率(%)	*P*
性别	男	9 516	5 883	61.80	0.000
	女	7 657	8 808	46.50	
文化水平	大学及以上	493	771	39.00	0.000
	中学	8 478	7 926	51.68	
	小学	6 492	4 451	59.33	
	其他	1 710	1 543	52.57	

续 表

人口社会学因素	类别	高危(人)	非高危(人)	高危检出率(%)	P
婚姻状况	未婚	57	128	30.81	0.000
	已婚	16 258	13 779	54.13	
	丧偶	703	651	51.92	
	离婚	110	101	52.13	
	未说明	45	32	58.44	
年龄组	青年(<45 岁)	157	862	15.41	0.000
	中年(45~59 岁)	2 411	2 838	45.93	
	老年(≥60 岁)	14 605	10 991	57.06	

根据随访信息表统计情况,随访人群 4 种慢性病用药率顺位是:高血压人群服用降压药 15 391 人次,占高血压总人次数的 88.55%;糖尿病人群服用降糖药 5 211 人次,占 65.03%;血脂异常人群服用他汀类药物 3 465 人次,占 55.48%;心房颤动人群服用抗凝药 176 人次,占 46.19%。经卡方检验,男性与女性慢性病人群服药比例无明显差异(具体见表 4-12)。

表 4-12 2016~2019 年 A 区随访人群中 4 种慢性病用药情况

慢性病人群	随访的所有对象			男			女			P 中
	总人次数(人次)	服药人次数(人次)	用药率(%)	总人次数(人次)	服药人次数(人次)	用药率(%)	总人次数(人次)	服药人次数(人次)	用药率(%)	
高血压	17 381	15 391	88.55	9 370	8 305	88.63	8 011	7 086	88.45	0.987
糖尿病	8 013	5 211	65.03	3 985	2 553	64.07	4 028	2 658	65.99	0.094
血脂异常	6 425	3 465	55.48	2 761	1 532	55.49	3 664	1 933	52.76	0.062
心房颤动	381	176	46.19	204	99	48.53	177	77	43.50	0.054

分析不同年龄段的慢性病人群服药情况,我们发现 4 种慢性病人群的用药率均是老年人群最高,中年高于青年人群。在随访的高血压人群中,青年人群服药 108 人次,占青年高血压人群 76.06%;中年人群服药 1 906 人次,占 87.23%;老年人群服药 13 343 人次,占 88.43%。在随访的糖尿病人群中,青年人群服药 31 人次,占 46.97%;中年人群服药 575 人次,占 55.66%;老年人群服药 4 605 人次,占 66.60%。在随访的血脂异常人群中,青年人群服药 5 人

次，为 5/18；中年人群服药 267 人次，占 52.05%；老年人群服药 3 193 人次，占 54.17%。在随访的心房颤动人群中，中年人群服药 3 人次；老年人群服药 173 人次，占 47.01%（具体见表 4-13）。

表 4-13　2016~2019 年 A 区随访人群中 4 种慢性病用药的年龄分布

年龄组	青年（<45 岁）			中年（45~59 岁）			老年（≥60 岁）		
慢性病人群	总人次数（人次）	服药人次数（人次）	用药率（%）	总人次数（人次）	服药人次数（人次）	用药率（%）	总人次数（人次）	服药人次数（人次）	用药率（%）
高血压	142	108	76.06	2 185	1906	87.23	15 088	13 343	88.43
糖尿病	66	31	46.97	1 033	575	55.66	6 914	4 605	66.60
血脂异常	18	5	27.78	513	267	52.05	5 894	3 193	54.17
心房颤动	0	0	0.00	13	3	23.08	368	173	47.01

3. 脑卒中患者住院信息

脑卒中患者门诊就诊情况病因多，如可能因感冒等其他疾病到门诊就诊，而门诊的疾病编码缺失比例高，因而对于就诊情况分析以住院为主。

住院患者的研究样本为 2016~2019 年 A 区 9 099 名脑卒中确诊患者，其中 6 203（68.17%）名患者来源于 A 区慢性病管理系统，即在建立健康档案或慢性病随访过程中登记为“脑卒中”的患者；2 388（26.24%）名患者来源于 A 区医疗机构住院记录，根据病案首页主诊断编码确定（ICD 编码范围为：I60-I66、I69、G45）；508（5.58%）名患者在慢性病管理系统及住院系统中均有记录。

在上海市卫生健康大数据中心收集这部分患者 2016~2019 年的住院记录，共采集住院记录共 18 818 条，涉及患者 6 382 人。进一步筛选脑卒中相关就诊记录（ICD 编码范围为：I60-I66、I69、G45），获取住院记录 8 218 条，涉及患者4 733 人。所收集的住院数据库字段包括：患者信息（id/年龄/性别）、住院机构信息（机构名称/级别/类型）、入院/出院时间、主要诊断/编码、手术信息（名称/编码/日期）、参保情况、住院费用。

（1）住院机构基本信息

住院数据记录中涵盖上海市 115 家医疗机构，其中 A 区内 20 家，A 区外 95 家；属于市级和区级卒中中心的有 14 家，非卒中中心 101 家。其中，三级医院 25 家，出院 463 人次，占 5.63%；二级医院 44 家，出院人次为 7 197 人次，占比 87.58%；一级医院 2 家，出院 25 人次，占比 0.30 %；未定级医院 28 家，出院人次为 354 人次，占比 4.31%；社区卫生服务中心 16 家，共出院 179 人次，占 2.18%。

患者住院主要集中于 A 区内，达 85.31%(7 011/8 218)，于市级和区级卒中中心住院的远低于非卒中中心，分别有 16.97%(1 395/8 218)，83.03%(6 823/8 218)(具体见表 4-14)。

表 4-14　2016~2019 年 A 区脑卒中患者在各类型机构住院人次数分布

机构类型	数量（个）	住院人数（人）	构成比（%）	住院人次数（人次）	构成比（%）
级别					
三级医院	25	337	6.17	463	5.63
二级医院	44	4 757	87.09	7 197	87.58
一级及未定级医院	30	277	5.07	379	4.61
社区卫生服务中心	16	91	1.67	179	2.18
是否 A 区内					
是	20	4 751	86.98	7 011	85.31
否	95	711	13.02	1 207	14.69
是否卒中中心					
是	14	1 161	21.26	1 395	16.97
否	101	4 301	78.74	6 823	83.03
总计	115	5 462	100.00	8 218	100.00

卒中中心住院患者分布情况见表 4-15。

表 4-15　2016~2019 年 A 区脑卒中患者在 14 家卒中中心住院人数/人次分布

机构名称	住院人数(人)	构成比(%)	住院人次数(人次)	构成比(%)
院 B-1(卒中中心)	988	85.10	1 194	85.59
院 C-3(卒中中心)	85	7.32	91	6.52
院 C-2(卒中中心)	18	1.55	25	1.79
院 A-1(卒中中心)	22	1.89	23	1.65
院 A-5(卒中中心)	12	1.03	16	1.15
院 A-4(卒中中心)	7	0.60	10	0.72
院 C-34	3	0.26	8	0.57
院 C-6(卒中中心)	6	0.52	6	0.43
院 A-6(卒中中心)	6	0.52	6	0.43

续 表

机构名称	住院人数(人)	构成比(%)	住院人次数(人次)	构成比(%)
院 A-2(卒中中心)	5	0.43	5	0.36
院 C-4(卒中中心)	4	0.34	5	0.36
院 A-3(卒中中心)	2	0.17	3	0.22
院 C-7(卒中中心)	2	0.17	2	0.14
院 A-8	1	0.09	1	0.07
总计	1 161	100.00	1 395	100.00

(2) 住院患者基本信息

2016~2019 年住院记录共 8 218 条,涉及患者 4 733 人。其中,男性患者 2 300 人(48.59%),女性患者 2 433 人(51.41%)。住院患者中以 75~85 岁年龄段的人数最多,有 1 532 人(32.37%),其次是 65~75 岁、85 岁及以上年龄段,分别有 1 333 人(28.16%)、823 人(17.39%)。45 岁以下的住院人数较少,仅占 1.44%(68/4 733),55 岁及以上的住院人数达 93.62%(4 431/4 733),其中 65~85 岁年龄段的住院人数占半数以上,达 60.53%(2 865/4 733)(具体见表 4-16)。

表 4-16　2016~2019 年 A 区脑卒中患者基本信息

基本指标	人数(人)	构成比(%)
性别		
男	2 300	48.59
女	2 433	51.41
年龄(岁)		
<35	6	0.13
35~45	62	1.31
45~55	234	4.94
55~65	743	15.70
65~75	1 333	28.16
75~85	1 532	32.37
≥85	823	17.39
总计	4 733	100.00

在卒中中心与非卒中中心住院情况见表4-17。卡方检验结果显示，卒中中心与非卒中中心组的性别分布并不相同，卒中中心组的男女比例为56.70%、43.30%，非卒中中心组的男女比例为46.27%、53.73%，差异具有统计学意义($\chi^2=35.267$, $P<0.01$)，提示男性相对女性更倾向选择卒中中心住院。

使用曼-惠特尼(Mann-Whitney) U检验判断卒中中心组与非卒中中心组年龄是否有差异。根据直方图判断两组年龄分布的形状基本一致。卒中中心组的年龄中位数为75岁，非卒中中心组的年龄中位数为74岁。Mann-Whitney U检验结果显示，卒中中心组与非卒中中心的年龄差异无统计学意义($U=1\ 910\ 249.500$, $P=0.693$)。

表4-17　2016~2019年A区患者在卒中中心与非卒中中心住院基本情况

基本指标	卒中中心		非卒中中心	
	人数(人)	构成比(%)	人数(人)	构成比(%)
性别				
男	592	56.70	1 708	46.27
女	452	43.30	1 981	53.73
年龄(岁)				
<35	4	0.38	2	0.05
35~45	19	1.82	43	1.17
45~55	68	6.51	166	4.50
55~65	154	14.75	589	15.97
65~75	260	24.90	1 073	29.09
75~85	355	34.00	1 177	31.91
≥85	184	17.62	639	17.32
总计	1 044	100.00	3 689	100.00

(3) 住院机构分布

脑卒中患者住院机构分布，医院所占比重显著高于基层医疗机构，且医院所占比重呈现缓慢上升趋势，而基层医疗机构呈现下降的趋势(具体见图4-5)。

A区脑卒中患者住院主要发生在二级医院。从2016~2019年各级别医院出院人次数来看，二级医院出院人次数占比变化较为稳定，且均显著高于三级医院与一级及未定级医院；一级及未定级医院主要是康复、护理机构，出院人次占比逐年增加；三级医院出院人次数呈逐年降低的趋势(具体见图4-6)。

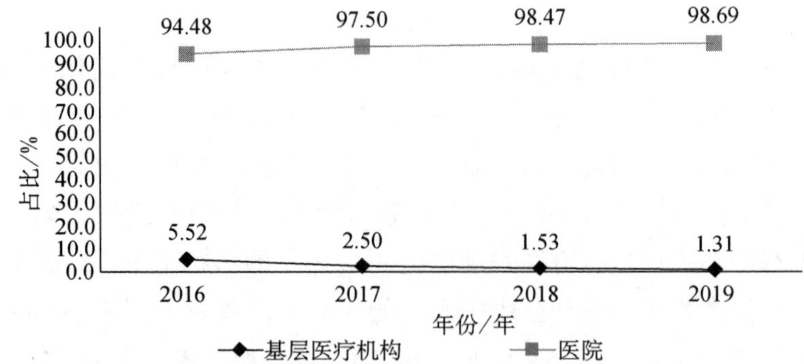

图 4-5　2016~2019 年 A 区脑卒中患者在基层医疗机构与医院出院人次数比重变化

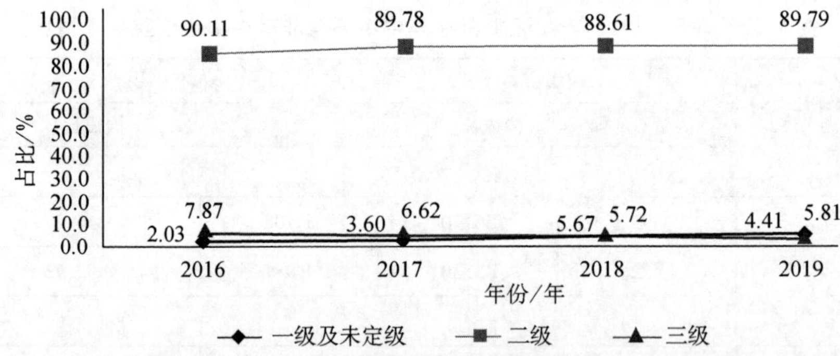

图 4-6　2016~2019 年 A 区脑卒中患者在各级医院出院人次数比重变化

总体来看，住院主要发生在非卒中中心。2016~2019 年，非卒中中心的出院人次数比重始终显著高于卒中中心，卒中中心的出院人次在 2016~2017 年有所上升，但 2017 年以后，卒中中心的出院人次数比重下降、非卒中中心的出院人次数比重上升（具体见图 4-7）。

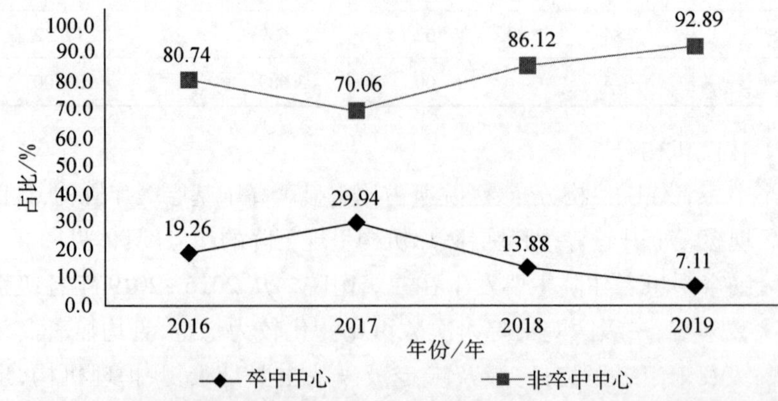

图 4-7　2016~2019 年 A 区卒中中心与非卒中中心出院人次数比重变化

从 A 区内、外机构住院分布看，2016~2019 年，A 区内出院人次比重始终显著高于区外，且区内有缓慢上升趋势，区外有缓慢下降的趋势（具体见图 4-8）。

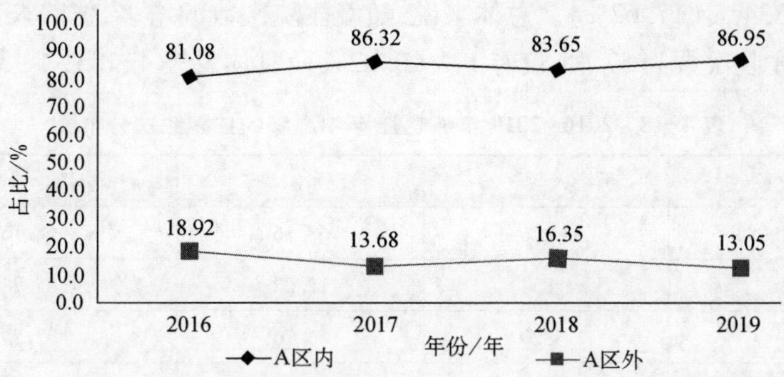

图 4-8　2016~2019 年 A 区内与 A 区外脑卒中患者出院人次比重变化

2016~2019 年，脑卒中患者住院人次数前 20 位次医院累计住院人次占比 93.64%；其中，前 4 位医院累计住院人次数占比 81.35%。住院人次位于前 3 位的分别为院 B-8 3 600 人次（43.81%）、院 B-5 1 221 人次（14.86%）、院 B-1（卒中中心）1 194 人次（14.53%）。住院较少的机构为院 C-9 等 77 家医疗机构，住院人次均少于 10 人次。而在卒中中心网络中，住院人次位于前 3 位的是院 B-1（卒中中心）、院 C-3（卒中中心）91 人次（1.11%）、院 C-2（卒中中心）25 人次（0.30%）（具体见图 4-9）。

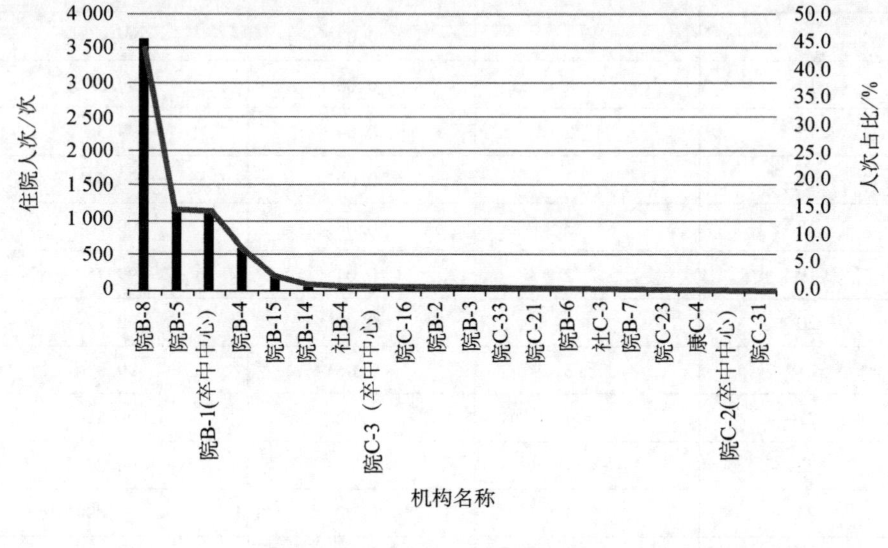

图 4-9　2016~2019 年 A 区脑卒中患者住院人次前 20 家医院

（4）住院频次及转院情况

住院患者中，住院次数 1 次者最多，达 3 226 人（68.16%）；其次是住院 2 次者，有 834 人（17.62%）。总体来说，随着住院次数的增多，住院人数逐渐减少，最高住院次数为 37 次，仅有 1 人（0.02%）（具体见表 4-18）。

表 4-18　2016~2019 年 A 区脑卒中患者的住院频次分布表

总住院次数(次)	患者人数(人)	百分比(%)	累计百分比(%)
1	3 226	68.16	68.16
2	834	17.62	85.78
3	320	6.76	92.54
4	140	2.96	95.50
5	65	1.37	96.87
6	40	0.85	97.72
7	29	0.61	98.33
8	18	0.38	98.71
9	7	0.15	98.86
10	15	0.32	99.18
11	5	0.11	99.28
12	7	0.15	99.43
13	1	0.02	99.45
14	4	0.08	99.54
15	2	0.04	99.58
16	3	0.06	99.64
18	3	0.06	99.70
19	2	0.04	99.75
20	1	0.02	99.77
21	3	0.06	99.83
22	1	0.02	99.85
23	1	0.02	99.87
24	1	0.02	99.89
25	1	0.02	99.92

续 表

总住院次数(次)	患者人数(人)	百分比(%)	累计百分比(%)
26	1	0.02	99.94
28	1	0.02	99.96
33	1	0.02	99.98
37	1	0.02	100.00
合计	4 733	100.00	—

根据患者前后两次就诊机构不同,定义为一次转院,2016~2019 年 A 区脑卒中患者转院共涉及 112 家医疗机构。结合医疗机构地理位置分析,患者住院流动主要在地缘位置接近的机构。其中,二级医院流向二级医院患者最多,占比 33.17%(334/1 007);其次为二级医院流向一级及未定级医院、二级医院流向三级医院、三级医院流向二级医院,所占比重分别为 15.89%(160/1 007)、12.51%(126/1 007)、12.41%(125/1 007)。二级医院流向社区卫生服务中心较多,有 55 人次(5.46%),其余各级医院流向社区较少,患者社区间无流动(具体见表 4-19)。

表 4-19　2016~2019 年 A 区脑卒中患者转院情况

机构	级别	转入机构				
		一级及未定级	二级	三级	社区	总计
转出机构	一级及未定级	14	74	6	5	99
	二级医院	160	334	126	55	675
	三级医院	27	125	16	1	169
	社区	4	60	0	0	64
	总计	205	593	148	61	1 007

4. 住院机构协作关系分析

利用 Ucinet 软件对 2016~2019 年 A 区脑卒中患者转诊网络的密度进行测算。网络密度指一个网络中各个节点之间联系的紧密程度,取值范围为 0~1。固定规模的节点间的连线越多,该网络的密度就越大。该转诊网络的网络密度为 0.028 5(网络规模为 112),相对较低,说明机构之间的关系比较松散,机构间联系不紧密。A 区内网络密度为 0.160 8(网络规模为 19)。从中心度和子群凝聚度进一步观察各家住院机构在网络中的作用。

(1) 网络中心性

计算转院网络内各住院机构的三种中心度指标,网络中心度衡量的是节点处于网络中心位置的程度,包括度数中心度、中间中心度和接近中心度。①度数中心度衡量的是与节点直接相连的其他点的个数,在有向图中,每个点的度数可分为点入度和点出度,将其应用于转院网络,可以清楚转院网络中各住院机构转入转出患者的能力,在多大程度上与其他点有直接的联系,找出该点对应的中心机构。②节点的中间中心度用于测量一个点在多大程度上位于图中其他点"中间",即在多大程度上控制其他点,此指标可测量各住院机构对其他机构的控制能力。③接近中心度测量的是点与点之间的距离,该指标在转院网络中的应用表现为各机构对其他机构患者转入转出影响的稳定性及独立性。

1) 度数中心度:列举出入度较为靠前的前 20 家医疗机构。度数中心度结果显示,出度最高的是院 B-8,其次是院 B-1(卒中中心)、院 B-5、院 C-14;三级医院中院 A-5(卒中中心)等 20 家医院出度较低,均低于 10;院 C-2(卒中中心)等 34 家医院在二级医院中的出度较低,均低于 10;2 家一级医院(院 B-9、康 C-3)的出度均低于 5;15 家社区卫生服务中心仅 3 家出度高于 10,其余社区卫生服务中心出度均较低。

入度排在前 5 位的分别是院 B-8、院 C-14、院 B-5、院 B-1(卒中中心)、院 C-3(卒中中心),入度分别为 228、70、62、56、41。总体而言,患者转入转出较多的是二级医院,社区卫生服务中心则较少,院 B-8、院 B-1(卒中中心)及院 B-5 在患者转院网络中处于中心地位,患者转入转出能力较强,与其他医疗机构有较多的联系(具体见表 4-20)。

表 4-20 2016~2019 年 A 区脑卒中患者各医疗机构度数中心度比较

医疗机构名称	点出度	点入度
院 B-8	234	228
院 B-1(卒中中心)	127	56
院 B-5	68	62
院 C-14	54	70
院 C-3(卒中中心)	47	41
院 C-15	44	26
院 C-16	32	15
院 B-4	30	38

续 表

医疗机构名称	点出度	点入度
院 C-21	28	28
社 B-4	25	16
社 C-3	20	27
院 C-29	17	17
康 C-4	16	19
院 B-2	14	26
院 C-27	13	11
院 C-23	12	16
院 A-1(卒中中心)	10	13
社 C-1	10	3
院 B-3	9	26
院 C-31	9	11

2）中间中心度:列举中间中心度结果较为靠前的前20家医疗机构。中间中心度结果显示,各机构的该指标值存在着较为严重的两极分化,院 B-8、院B-5、院 B-1(卒中中心)、院 B-4 的该项指标居于前列,表明这些医疗机构在转院网络中处于中间位置,控制着其他机构患者转入转出关系的构建。而院 C-10、院 C-19、护 C-3、社 B-1 社 B-1 等51家医疗机构的该指标值为0,表明其在转院网络中对其他机构的影响和控制作用不大(具体见表4-21)。

表 4-21　2016~2019 年 A 区脑卒中患者各医疗机构中间中心度比较

医疗机构名称	中间中心度	相对中间中心度
院 B-8	5 815.074	47.626
院 B-5	1 760.172	14.416
院 B-1(卒中中心)	1 498.318	12.271
院 B-4	486.098	3.981
院 C-14	469.148	3.842
院 C-15	451.153	3.695
院 C-26	316.375	2.591
院 C-21	273.722	2.242

续 表

医疗机构名称	中间中心度	相对中间中心度
康 C-4	205.048	1.679
院 C-37	185.500	1.519
康 C-2	183.000	1.499
院 C-13	181.000	1.482
院 A-3(卒中中心)	181.000	1.482
院 C-1(卒中中心)	180.000	1.474
院 C-23	166.533	1.364
院 C-2(卒中中心)	162.608	1.332
院 C-3(卒中中心)	121.020	0.991
院 C-27	119.350	0.977
院 A-5(卒中中心)	115.319 0	0.944
院 B-3	103.919	0.851

3）接近中心度：列举接近中心度较为靠前的前 20 家医疗机构。转院网络中的各机构均具有较低的接近点出度与接近点入度，且较为平均，说明整体缺乏足够的转入转出动力。

对接近点入度结果的分析发现，转诊网络中具有较高的接近点入度的机构同时度数点入度也较高，如院 B-8、院 B-1(卒中中心)、院 B-5 等在两项指标均处于前列，表明这些机构在转诊网络中转入患者能力强，且这种转入患者能力容易受到其他机构的影响，同时也易推动整体转诊网络的发展；此外，有着较低接近点出度的机构大多也有着较低的度数点出度，如社 B-7、社 B-8、护 C-1 等机构，表明这些机构在整体转诊网络中从较少的机构转入患者，且转入患者具有较强的稳定性，不易被其他机构所影响，因此这些机构需要提升在转诊网络中患者转入转出的潜在能力(具体见表 4-22)。

表 4-22　2016~2019 年 A 区脑卒中患者各医疗机构接近中心度比较

医疗机构名称	接近点入度	接近点出度
护 C-1	4.962	0.893
院 C-25	4.938	0.893
院 C-22	4.938	0.893

续 表

医疗机构名称	接近点入度	接近点出度
院 C-18	4.938	0.893
院 C-24	4.938	0.893
院 B-8	4.896	4.907
院 C-11	4.847	0.893
康 B-1	4.814	0.893
社 B-3	4.814	0.893
院 C-17	4.814	0.893
社 B-6	4.814	0.893
院 C-19	4.814	0.893
院 B-5	4.807	4.820
社 B-5	4.795	0.893
院 C-12	4.793	0.893
社 B-2	4.784	0.893
院 C-26	4.778	4.676
院 C-14	4.774	4.754
院 B-1(卒中中心)	4.774	4.826
院 C-2(卒中中心)	4.764	4.604

（2）凝聚子群分析

凝聚子群是满足一定条件的一个行动者子集合，即在此集合中的行动者之间具有相对较强、直接、紧密、经常的关系。基于机构间转诊数据整理出的转诊矩阵为多值有向矩阵，需做以下处理：

1）二值化处理后进行成分分析：发现该数据包含74个强成分，即存在1个大的强成分[由院B-8、院B-1(卒中中心)、院B-4、院B-5、社B-4、院B-9、院C-30、院C-31、C-32、院C-33、院C-16、社C-3、院C-34、院A-4(卒中中心)、院A-5(卒中中心)、康C-4、院C-21、社C-1、院C-36、院C-23、康C-5、院B-10、护C-2、院C-35、康C-6、院C-27、院C-29、院A-1(卒中中心)、院C-8、院C-9、院C-10、院C-28、院B-2、院B-3、院B-7、院C-14、康C-2、院C-3(卒中中心)这38个机构构成]，以及73个较小的强成分[分别由院C-13、院A-3(卒中中心)这2个机构构成；以及康C-1、院C-1(卒中中心)、院C-7

(卒中中心)、院 A-9、院 A-2(卒中中心)等 72 个单独机构组成]。所得结果未提供有关该群体内部结构的任何洞见,需再做下述处理。

2) 派系分析:得到 6 个派系(具体见表 4-23)。分析结果显示,院 C-13、院 A-3(卒中中心)、康 C-1 等 102 个机构不隶属于任何派系,即孤立机构。

表 4-23 2016~2019 年 A 区脑卒中患者住院机构派系分析结果

派系	机构分布
1	院 B-8、院 C-15、院 C-16
2	院 B-8、院 C-16、社 C-3
3	院 C-14、院 B-8、院 C-21
4	院 B-1(卒中中心)、院 B-8、院 B-5
5	院 B-8、院 C-21、院 C-29
6	院 B-1(卒中中心)、院 B-5、社 B-4

3)根据群体共享成员进一步分析:可得到包含如下成员的较大群体{院 B-8、院 C-15、院 C-16、社 C-3 卫生服务中心}、{院 B-8、院 C-21、院 C-29、院 C-14}和{院 B-8、院 B-1(卒中中心)、院 B-5、社 B-4}以及一些局外机构,进一步说明院 B-8 在网络中居于重要地位(具体见图 4-10)。

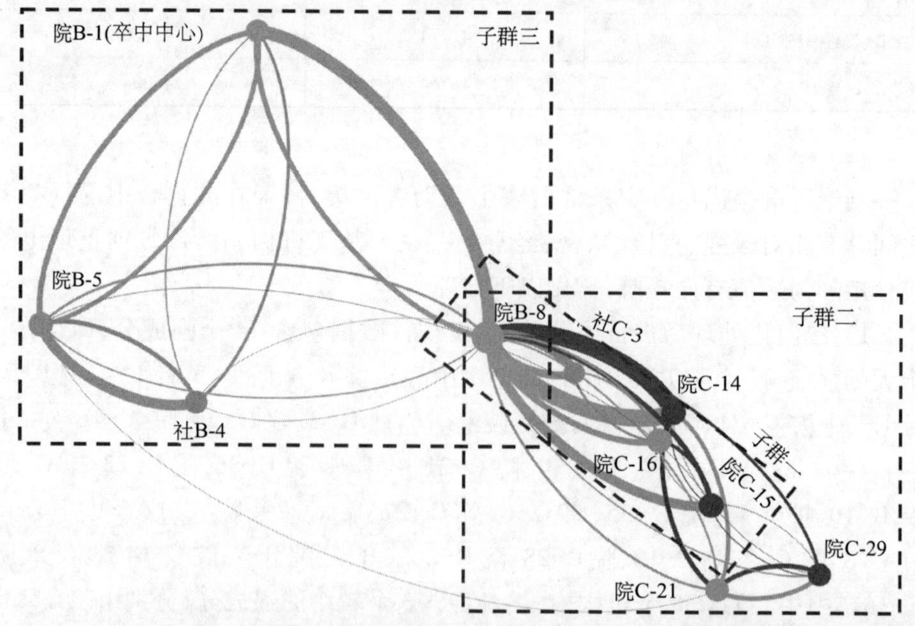

图 4-10 2016~2019 年 A 区脑卒中患者转诊机构子群分析

5. 住院费用分析

2016~2019 年,115 家医疗机构的住院总费用达 11 582.18 万元。二级医院的费用最高(8 497.15 万元),显著高于三级医院(1 267.80 万元)、一级及未定级医院(1 587.10 万元)及社区(230.23 万元)。一级及未定级医院的人均费用及次均费用均为最高,而由于平均住院床日高,其平均住院床日费用最低(343.48 元);二级医院的人均费用及次均费用均为最低;三级医院的平均住院床日费用最高(2 570.43 元)。A 区内医疗机构的总费用高于区外的机构,但人均费用、次均费用、平均住院床日费用均低于区外医疗机构。

次均费用均较高的机构主要为康复类、护理类机构(大多为一级),其次为三级医院,基层医疗机构(社区卫生服务中心)的次均费用较低,最低是二级医院。康复类、护理类机构及社区卫生服务中心的人均住院天数较长,分别达 97.39 天、48.12 天;其次为二级医疗机构,平均住院天数 13.81 天;三级医疗机构的平均住院天数为 12.41 天。各类型医疗机构中以三级医院日均住院费用最高,平均达 2 570.43 元;其次为二级医院、康复护理类机构、社区卫生服务中心,日均床日费用分别为 913.61 元、748.33 元、343.48 元(具体见表 4-24)。

表 4-24　2016~2019 年 A 区脑卒中患者在各类型机构住院费用情况

类型	住院总费用(万元)	人均费用(元)	次均费用(元)	平均住院天数(天)	日均住院费用(元)
级别					
三级医院	1 267.80	37 620.20	27 382.30	12.41	2 570.43
二级医院	8 497.15	17 862.41	11 806.51	13.81	913.61
一级及未定级医院	1 587.10	57 292.32	41 873.28	97.39	748.33
社区	230.23	25 300.65	12 862.34	48.12	343.48
是否 A 区内					
是	8 310.23	17 491.55	11 853.14	16.98	879.14
否	3 271.95	64 030.27	27 108.09	26.16	1 612.97
总计	11 582.18	24 471.12	14 093.67	18.33	1 261.95

从单家医院来看,住院患者总费用较高的前 3 位分别为院 B-8(3 498.06 万元)、院 B-1(卒中中心)(2 102.47 万元)、院 B-5(1 162.80 万元)(具体见表 4-25)。总费用最少的 3 家分别为社 B-7(0.16 万元)、社 C-2(0.11 万元)、护 C-4(0.07 万元)。

表 4-25　2016~2019 年 A 区脑卒中患者在各医疗机构住院服务量及费用情况

机构名称	住院人次(人次)	住院人次占比(%)	总费用(万元)	次均费用(元)	平均住院天数(天)	日均住院费用(元)
院 B-8	3 600	43. 81	3 498. 06	9 716. 84	13. 57	759. 48
院 B-5	1 221	14. 86	1 162. 80	9 523. 33	13. 25	766. 97
院 B-1(卒中中心)	1 194	14. 53	2 102. 47	17 608. 64	13. 08	1 496. 09
院 B-4	670	8. 15	651. 83	9 728. 84	12. 22	829. 72
院 C-15	221	2. 69	479. 22	21 684. 25	11. 52	1 897. 18
院 C-14	126	1. 53	463. 00	36 746. 21	39. 47	894. 67
社 B-4	105	1. 28	81. 59	7 770. 06	36. 40	350. 55
院 C-3(卒中中心)	91	1. 11	387. 20	42 549. 80	13. 79	4 123. 14
院 C-16	91	1. 11	133. 07	14 623. 48	12. 05	1 237. 63
院 B-2	54	0. 66	254. 92	47 207. 31	123. 91	575. 58
院 B-3	42	0. 51	178. 07	42 397. 57	130. 02	621. 40
院 C-33	41	0. 50	64. 15	15 646. 14	12. 54	1 194. 52
院 C-21	37	0. 45	59. 78	16 156. 66	18. 38	846. 41
社 C-3	36	0. 44	102. 79	28 553. 28	82. 56	351. 39
院 B-10	36	0. 44	33. 22	9 227. 98	15. 78	714. 52
院 B-7	28	0. 34	137. 39	49 066. 50	168. 25	406. 36
院 C-23	27	0. 33	106. 64	39 497. 74	30. 19	1 482. 52
康 C-4	26	0. 32	57. 55	22 133. 97	21. 54	1 029. 80
院 C-2(卒中中心)	25	0. 30	77. 00	30 800. 56	11. 88	2 447. 06
院 C-31	23	0. 28	32. 31	14 048. 45	18. 04	865. 41

注:此表仅列出总费用前 20 的医疗机构。

2016~2019 年 A 区脑卒中患者在各级别医疗机构的费用结构差别较大,三级机构住院费用主要集中于西药类费用(27. 33%)、耗材费用(22. 40%)、诊断类费用(22. 91%);二级机构住院费用主要集中于西药类费用(31. 14%)、诊断类费用(26. 27%)、综合医疗服务费(17. 06%);一级及未定级医院的住院费用主要集中于综合医疗服务费(29. 96%)、西药类费用(18. 87%)、中医类费用(11. 72%);社区卫生服务中心的住院费用主要集中于综合医疗服务费(50. 38%)、西药类费用(26. 92%)、中药类费用(11. 00%)(具体见图 4-11)。

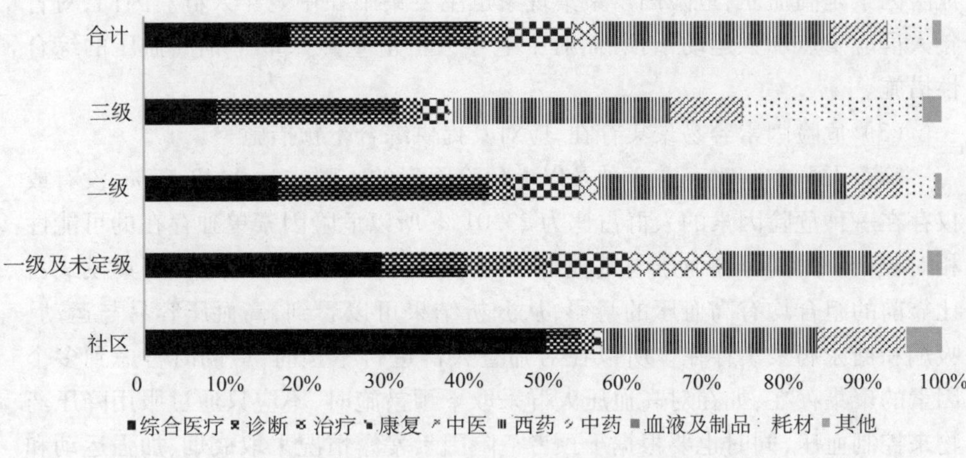

图 4-11　2016~2019 年 A 区脑卒中患者在不同机构住院费用结构差异

四、基于地区脑卒中整合型防治追踪的主要发现和启示

1. 脑卒中危险因素构成和干预重点

经脑卒中危险因素筛查发现，脑卒中的危险因素在筛查人群中流行率较高，并且多个危险因素聚集的比例也较高，这提示及早在 A 区开展脑卒中危险因素筛查及社区干预的必要性。

（1）高血压和缺乏体育运动并存，应作为重点干预危险因素

高血压在筛查人群的占比高达 79. 50%，而高血压作为脑卒中最重要的独立危险因素，对其进行有效干预，包括规律服药、改变饮食和不良生活行为可以大幅减少脑卒中的发病。缺乏体育运动在筛查人群总中占比为 52. 0%，仅次于高血压，也远高于其他危险因素，这说明缺乏体育运动在 A 区筛查人群中比较普遍，提示该区应加强健康宣传和运动干预。

（2）性别、年龄别危险因素构成不同，应分类开展干预

男女之间的危险因素构成略有差异，其中吸烟和高血压男性高于女性，血脂异常女性高于男性，但危险因素顺位除吸烟外男女并无差异，男性更容易聚集多个危险因素。因而，对男性应重点干预高血压、缺乏体育运动和吸烟，对女性应重点干预高血压、缺乏体育运动和血脂异常；考虑到男性危险因素更易聚集，应侧重对多个因素的综合干预。

青年人群中最常见的危险因素是缺乏体育运动，而中老年人群最常见的

危险因素是高血压,危险因素聚集现象也主要集中在中老年人群。因而,对青年人群应重点加强运动干预,而对中老年人群应重点采取干预高血压的综合性措施。

(3) 危险因素容易聚集存在,应对其提供综合干预措施

筛查人群中同时存在3种及以上危险因素的人群占比为48.67%,没有或仅存在一种危险因素的人群占比为23.01%,所以危险因素单独存在的可能性相对较低。尤其是高血压与其他因素聚集的可能性非常大,每种聚集模式占比靠前的组合均有高血压的身影,从分析结果可以看到,高血压容易与运动、吸烟和糖尿病聚集存在。所以在对筛查人群进行干预时,应同时考虑到多个因素的聚集存在,如在对高血压人群采取干预措施时,不应只通过服用降压药物来控制血压,同时也要根据干预者危险因素暴露情况采取戒烟、加强运动和服用降糖药物等综合干预措施。

2. 随访干预特征及问题提示

(1) 高危随访率高于非高危人群,但规范随访率很低

高危人群随访率为74.74%,总筛查人群随访率是47.52%,无论是高危人群还是非高危人群的随访率都应进一步提高。高危人群作为脑卒中发病的高危人群,失访后容易增加该人群的脑卒中发病风险,原则上都应纳入到随访队列进行定期干预。所以对高危人群我们应尽可能提高随访率,减少失访人数。

另一个值得注意的问题是,即使是高危人群,仅随访1次的人数最多,占比85.49%,随访2次人数占比11.98%,随访3次及以上人数仅占2.52%。可见,高危人群随访的依从性不高。其原因,部分因为居民健康习惯和健康素养问题,认为没有发病,定期随访没有多大意义;部分因为社区卫生服务中心的人员不足,管理将近一半高危人群精力不足而无法进行主动随访、跟踪,需要加强健康宣教、创新干预手段来提高依从性。

(2) 慢性病人群服药率不足,有待进一步加强药物干预

慢性病的规范治疗与管理亟须加强。在4种慢性病人群中高血压服药率最高,达到88.55%。高血压作为脑卒中最重要的独立危险因素,血压控制对预防脑卒中的发生尤为重要,而服用降压药物是很重要的一种控制血压的措施,药物依从性不好容易带来严重的后果,因而,对高血压规范治疗管理还需进一步加强。另外3种慢性病人群的服药率都相对较低,尤其是心房颤动人群的服药率,仅在50%以下。据临床医生访谈和实证,心房颤动虽发病率低,但脑卒中发病率高,规范控制对于降低发病率至关重要。在未来的随访过程中急需对这3种慢性病人群加强药物干预,提高药物依从性。

针对不同人群的分析发现，年龄越低，药物依从性越低，青年人群的药物依从性显著低于中老年人群。这可能与青年人工作忙碌，容易忘记服药，而中老年慢性病人群相对空闲，再加之久病而具有服药习惯有关。所以未来也应加强对低年龄段人群的药物干预。如何针对性加强对青年人群的干预是重要议题。

3. 住院行为特征及主要启示

(1) 脑卒中区内机构、恢复期住院居多，提示需加强区内相应资源配置

2016~2019 年脑卒中患者住院主要集中于 A 区内，住院人次数达 7 011 人次(85.31%)，说明以区内住院为主；其中二级医院出院人次占比变化较为稳定，每年出院人次占比均高于 88%，显著高于三级医院及一级医院；三级医院出院人次有逐年降低的趋势，一级医院出院人次逐年增加。4 年脑卒中网络内的住院人次数仅有 1 395 人次(16.97%)，且有逐年下降的趋势。说明脑卒中患者住院的急性期需求所占比例并不高，而是以恢复期的康复、护理服务居多。而与此同时，住院频次仅 1 次的患者占 68.16%，多数患者并没有进行恢复期住院治疗，说明该阶段的康复、护理资源还需加强配置。

卒中中心机构住院人次以院 B-1(卒中中心)为首，住院人次占比为 14.53%；第二顺位院 C-3(卒中中心)在 C 区，临近 A 区，但比例仅占 1.11%。分析原因可能为脑卒中急性期治疗时间就是生命，运送到市级医院耗时长可能错过黄金抢救期，提示加强区域内卒中中心建设、提升技术水平对提高急性期救治质量、居民服务可及性至关重要。

稳定期患者出院后若开展定期随访能够改善脑卒中患者预后，降低复发风险。然而，上海的脑卒中患者中既往脑梗死占 21.48%，尤其是轻度脑卒中患者复发率较高，提示针对脑卒中患者的预防再复发服务存在短板。非卒中中心机构，排在首位的是院 B-8(43.81%)，第二、三顺位是院 B-13(14.86%)、院 B-4(8.15%)。社区卫生服务中心住院占比合计为 2.18%。区内康复期服务主要在区内二级医院，医院技术水平、设备配置优于社区卫生服务机构，有利于患者康复。然而，据根据上海市大数据 2017 年的统计，出院脑卒中患者中，中、重度残疾者占 22.75%，也就是说近 1/4 的患者出院时存在明显的神经功能障碍，这部分患者行动不便。社区卫生服务机构服务占比低主要因为缺床位。2018 年 A 区 13 家社区卫生服务中心仅有 1 083 张床位，且多为老年护理床位；家庭病床 2 192 张，且家庭病床服务存在社区人员短缺、社会服务价格高昂的问题，影响患者利用率和预后。提示恢复期康复、护理资源配置不仅要加强，而且要加大社区卫生服务机构相应床位配置。

(2) 患者就近机构转院居多,但连续性不高,提示需加强区域协作指导

前文提到,4 年约 7 成患者仅住院 1 次,而多次住院发生在同一家机构的比例为 32.72%,大多在院 B-8、院 B-13 及院 B-4,说明患者对住院医院的黏度较高。社会网络分析(social network analysis, SNA)分析显示,脑卒中转诊网络的整体密度仅 0.028 5,区域内转诊网络的整体密度 0.160 8。说明转诊网络中各机构之间的联系较为松散,仍有较大提升空间;但区域内机构联系紧密度较高。

剔除不属于任何 SNA 派系机构后,转诊机构凝聚子群分析及可视化结果显示,患者转院较大程度上依赖于地理位置,转诊行为主要发生在地缘位置较为接近的机构之间。而据关键知情人访谈,即使区内医疗机构之间的协作仍以医生的私人关系,患者及家属的自由选择为基础,具有较强的随意性且缺乏连续性。政府尽管规定了脑卒中患者上下转诊的流程及相应的转诊标准,但转诊信息系统在实际使用中出现了医院与社区的信息平台无法对接的情况,使得转诊渠道并不畅通,导致医疗机构间的衔接不到位,造成仅有转诊形式而无转诊内容的局面。

(3) 三级医院费用较高,提示促进资源下沉至二级、基层

费用一定程度上反映治疗技术难度。三级、二级、一级和未评级、社区的日均住院费用依次是 2 570 元、914 元、748 元和 343 元;二级医院中,区域卒中中心 A 中心医院日均住院费用 1 496 元,其他二级医院日均住院费用平均为 1 109 元。因平均住院天数差异,次均费用均较高的机构主要为康复类、护理类机构,其次为三级医院、社区卫生服务中心,二级医院最低。康复、护理类机构平均住院天数、日均床日费用分别是社区卫生服务机构 2. 02 倍、2. 18 倍;二级医院的 7. 05 倍、81. 91%。2016~2019 年各级别医疗机构的费用结构差别较大,三级医院与二级医院的住院费用均以西药类费用、诊断类费用为主,治疗类费用(手术类及非手术类治疗)均较低,而康复、护理类机构与社区则以综合医疗服务费、西药类费用、中医类费用为主,反映出二、三级医院多以急性期药物治疗为主,康复、护理类机构及社区则以后期综合康复服务为主。日均住院费用水平、住院费用结构与医院职能定位、技术难度差异有关,但因资源配置和利用问题,费用机构间构成比出现倒三角,提示需要优化床位配置和使用结构。

本章参考文献

[1] 上海市卫生和计划生育委员会.上海市财政局关于进一步加强本市脑卒中高危人群筛查和干预工作的通知(沪卫计疾控〔2016〕010 号). 2016.

第五章

基于大数据的脑卒中整合型防治举措效果评估

对脑卒中整合型防治举措的效果评估，有助于总结经验、发现问题、完善干预措施，最终延缓发病及降低疾病严重程度。本章依次介绍了脑卒中“8 选 3”筛查标准的预测准确性评估、脑卒中筛查干预举措效果评估和脑卒中网络诊疗举措效果评估。通过对“8 选 3”筛查标准的预测准确性分析发现效果欠佳，但鉴于我国人口众多、地域资源差异大的国情，“8 选 3”筛查标准具有阶段性意义，可提高居民防治的意识、改善行为。脑卒中筛查干预效果评估发现，筛查能延缓发病和降低疾病严重程度，但是否进行筛查对健康结局影响无显著差异，诊疗行为、诊疗边际效应或影响健康结局变化。脑卒中网络诊疗举措效果评估选取两项诊疗举措，即是否前往卒中中心进行救治、是否接受康复服务，分析其对于出院后 90 天死亡率、30 天再入院率的影响。研究发现，诊疗举措实施效果在不同年龄组间存在较大差异，65 岁及以上人群中处理组的死亡率与控制组差距较大；是否前往卒中中心进行救治对健康结局影响不显著，但是否接受康复服务对健康结局有正向作用。

一、基于大数据的脑卒中整合型防治举措效果评估框架

基于大数据的脑卒中整合型防治举措效果评估分为 3 个部分：脑卒中“8 选 3”筛查标准的预测准确性评估、脑卒中筛查干预举措效果评估、脑卒中网络诊疗举措效果评估。总体评估方案框架见图 5-1。

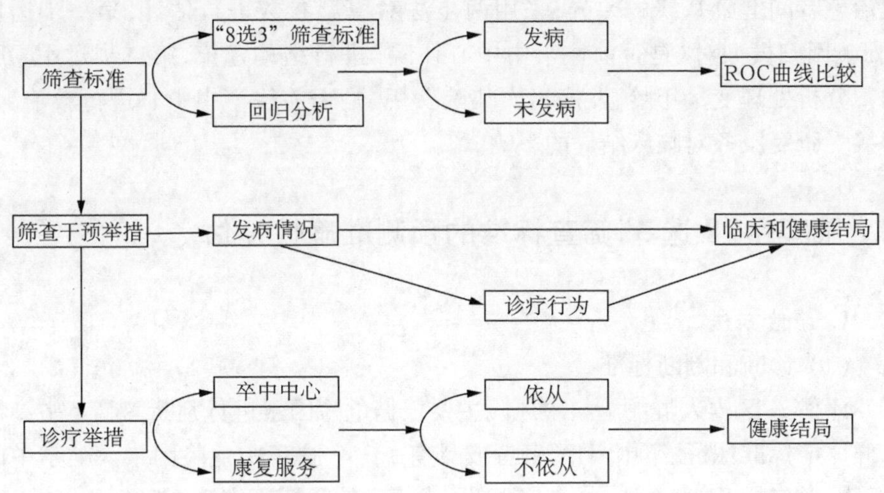

图 5-1　基于大数据的脑卒中整合型防治举措效果评估方案框架

ROC 曲线：受试者操作特征曲线（receiver operating characteristic curve，ROC curve）

1. 脑卒中“8 选 3”筛查标准的预测准确性评估

基于个人数据追踪评定为高危、非高危人群脑卒中的发生情况。将筛查受访者按照 2∶1 的比例随机分为建模组与验证组，运用回归分析构建脑卒中风险预测模型，并使用验证组数据进行验证。

2. 脑卒中筛查干预举措效果评估

脑卒中筛查的干预效果通过分析接受“8 选 3”筛查和未接受“8 选 3”筛查人群的发病时状况、治疗期间质量指标及发病后生存期等进行评估。首先，通过 Pearson 相关系数与单因素方差分析初步识别早期筛查对脑卒中患者的影响。然后，运用多元回归模型对筛查干预效果进行评估。由于样本的非齐次性，分别针对各因变量进行倾向评分匹配（propensity score matching，PSM）分

析以验证结论的稳健性。需要说明的是,考虑个体性特征会对患者是否进行溶栓治疗产生影响,评估采用 Heckman 两阶段模型[1],第一阶段构建个体溶栓倾向模型,第二阶段构建溶栓时间模型。最后,采用生存分析模型来评估脑卒中筛查的效果。

3. 脑卒中网络诊疗举措效果评估

脑卒中网络诊疗举措的效果根据数据可得性和可测量性,主要通过分析是否前往卒中中心进行救治、是否接受康复服务这两个举措对于患者出院后 90 天死亡率、出院后 30 天再入院率的影响进行评估。引入处理效应模型(treatment effects model)来校正急性发病阶段前往卒中中心和非卒中中心进行救治患者间健康基线的差异;采用两步法对模型参数进行估计,第一步运用 Probit 回归模型对"是否前往卒中中心住院"进行结构建模,第二步运用 OLS 回归分析处理变量年龄、发病当次住院费用、是否前往卒中中心进行救治、是否接受康复服务对临床结局的影响。

二、脑卒中"8 选 3"筛查标准的预测准确性评估

1. 评估方法

(1) 诊断和判断标准

评估 A 区内人群的脑卒中风险主要根据危险因素进行判断。脑卒中高危人群评定标准:既往卒中/TIA 患者或具有≥3 个脑卒中危险因素。脑卒中的危险因素包括:①高血压;②心房颤动(或明显的脉搏不齐);③吸烟史;④血脂异常(或不知道);⑤糖尿病;⑥缺乏体育运动(体育运动的标准是每周运动≥3次,每次≥30 分钟、持续时间≥1 年。从事农业体力劳动可视为有体育运动);⑦明显超重或肥胖(BMI>26 kg/m^2);⑧脑卒中家族史。其中,高血压的定义,参考《中国高血压防治指南(2010 年)》:即收缩压≥140 mmHg 和(或)舒张压≥90 mmHg;或在社区和医院被诊断出患有高血压。患者应提供糖尿病,血脂异常和心房颤动的病史,并为社区及以上医院的明确诊断提供依据。吸烟:吸烟者每天吸烟>1 支,并持续 1 年以上。既往 TIA 史:表现为短暂的言语含糊、偏瘫、部分感觉障碍、头晕、步态不稳等,但 MRI 检查结果未见脑梗死病变。

评估通过筛查受访者的唯一身份识别码将初步筛查评估表、住院记录和死亡报告卡的信息联系起来,可以判断初步筛查后的受访者是否因脑卒中而住院及是否死亡。评估将住院诊断为脑卒中(脑卒中住院事件=1,无脑卒中住院事件=0),以及未在住院期间诊断为脑卒中但死亡报病为脑卒中死亡(死

亡=1,存活=0)均作为随访期间的结果。当筛查受访者在随访期间有多个住院记录时,以首次诊断为脑卒中的筛查受访者即认为其患有脑卒中。如果筛查受访者无因脑卒中而住院的记录,并且死亡报告卡无脑卒中死亡记录,则认为其未患脑卒中。

(2)质量控制

对社区家庭医生进行了专业知识培训,A 区疾病预防控制中心负责监督,A 区脑卒中临床救治中心负责质量控制。

(3)评估方法

第一步,分析“8 选 3”筛查标准预测准确性。首先计算通过“8 选 3”筛查标准评定的高危患者的脑卒中住院率。其次,总结每个筛查受访者所具有的危险因素的数量,梳理筛查人群的各种危险因素组合(超过 3 个危险因素)并比较各种危险因素组合的患者住院率,以确定高危组合。最后,根据 ROC 曲线计算 C 统计量值,评估“8 选 3”筛查标准的预测准确性(C 统计量值域为 0~1,小于 0.5 表示差于随机猜测,但只要反向预测,就优于随机猜测;0.5 表示模型无预测性(随机一致性),而 1 表示完全一致性。C 值越大越好,通常认为 C 值大于 0.7 表示合理的模型预测准确性)。

第二步,运用回归分析构建脑卒中风险预测模型,并验证其预测准确性。评估利用 Logistics 回归分析对各危险因素设定不同的权重,建立新的预测模型。首先将筛查受访者按照2∶1的比例随机分为建模组与验证组。建模组数据用于推导预测脑卒中风险的新风险方程,并使用验证组数据对新风险方程进行验证。

利用多因素二值 Logistic 回归模型(公式 5-1),评估潜在危险因素与脑卒中发展的关联(诊断为脑卒中=1,未诊断为脑卒中=0)。社会人口统计学指标和临床测量值将作为自变量添加到模型中,危险因素包括高血压、糖尿病、心房颤动、血脂异常、缺乏体育运动和脑卒中家族史。将连续变量计算加权平均值,将分类变量计算加权比例。首先利用单因素分析,调查先前确定的危险因素对脑卒中的影响,再根据单因素分析的 P 值排序,依次将最高有效变量(最高有效变量定义为具有最小 P 值的变量)纳入前瞻性逐步回归模型以获得可解释的模型。在建模组数据中获得风险方程后,再在验证组中测试其预测能力。最后通过(ROC 曲线)测量特异性和敏感性计算 ROC 曲线下的面积,评估风险预测模型区分有脑卒中事件与没有脑卒中事件的预测能力。在多元回归分析中,$P<0.05$ 被认为具有统计学意义。

$$\ln\left(\frac{p}{1-p}\right) = g(x) = w_0 + w_1 x_1 + \cdots + w_n x_n \qquad \text{(公式 5-1)}$$

风险预测模型构建选用建模组数据，首先通过单因素分析了解8个危险因素对脑卒中的影响，再将候选预测因素纳入前瞻性逐步回归模型。然后，选择验证组数据分析风险预测函数的预测能力，通过计算ROC曲线下的面积，评估风险预测模型在后续期间区分有脑卒中事件与没有脑卒中事件的准确性。统计检验标准P设为0.05，列出每个具有统计意义的独立变量的OR和95%CI。

第三步，将新建模型与“8选3”筛选方法进行比较。分别计算在“8选3”筛选方法和新预测模型下高危人群脑卒中事件的比例、ROC曲线下面积和C统计量，并将其与验证组中的相应值进行比较。

2.“8选3”筛查标准的预测准确性分析

(1) 筛查人群基本情况

评估纳入了34 445名符合脑卒中筛查纳入标准的受访者(不含35岁以下受访者)。所有签署知情同意的居民均参加了筛查。在这些受访者中，2016年参与筛查的受访者为26名(0.08%)；2017年招募了2 045人(5.94%)；2018年为14 590人(42.36%)；2019年为17 784人(51.60%)，平均随访时间为1.08年。男性受访者占所有筛查受访者的47%，女性为53%。受访者最低年龄为35岁，最大年龄为106岁，平均年龄为68岁。基线特征列于表5-1，其中显示了每种危险因素对脑卒中的暴露率并且按性别进行分组。在34 445名受访者中，男性、女性受访者之间的年龄、BMI、收缩压、高血压、血脂异常和吸烟人数比例之间存在显著差异。脑卒中危险因素的分布表明，前三大危险因素是高血压、缺乏体育运动和糖尿病，暴露率分别为78.29%、52.89%和31.23%(表5-1)。

表5-1　2016~2019年A区脑卒中筛查受访者的基线特征

基线特征	筛查受访者(N=34 445)[暴露率(%)]	男性(n=16 245)[暴露率(%)]	女性(n=18 200)[暴露率(%)]	P
平均年龄(标准差)(岁)	68.98(10.56)	68.64(10.53)	69.27(10.58)	0.00
BMI(标准差)(kg/m^2)	24.63(4.75)	24.65(3.35)	24.51(3.83)	0.02
收缩压(标准差)(mmHg)	129.63(12.02)	130.30(11.53)	129.49(10.98)	0.00
高血压(人)	26 968(78.29)	12 974(79.89)	13 994(7 690)	0.00
糖尿病(人)	10 756(31.23)	5 114(31.48)	5 642(31.00)	0.37
血脂异常(人)	10 916(31.69)	4 800(29.55)	6 116(33.60)	0.00
心房颤动(人)	382(1.11)	196(1.21)	186(1.02)	0.10

续 表

基线特征	筛查受访者 (N=34 445) [暴露率(%)]	男性 (n=16 245) [暴露率(%)]	女性 (n=18 200) [暴露率(%)]	P
吸烟(人)	6 168(17.91)	6 100(37.55)	68(0.37)	0.00
脑卒中家族史(人)	808(2.35)	399(2.46)	409(2.25)	0.20
缺乏体育运动(人)	18 217(52.89)	8 561(52.70)	9 656(53.05)	0.45
既往卒中/TIA(人)	3 119(9.06)	1 430(8.80)	1 689(9.28)	0.11
现有治疗干预				
降压药(人)	22 500(65.32)	10 879(66.97)	11 621(63.85)	0.00
降糖药(人)	5 536(16.07)	2 644(16.28)	2 892(15.89)	0.00
抗凝物(人)	146(0.42)	82(41.41)	65(34.57)	0.27
华法林(人)	30(0.09)	18(9.09)	13(6.91)	0.44
降脂药(人)	522(1.52)	214(1.32)	308(1.69)	0.42

注:①表格显示了筛查受访者的基线特征。②对于连续变量(以岁为单位的年龄,以 mmHg 为单位的收缩压,以 kg/m^2 为单位的 BMI),给出了平均值(标准差)。③对于分类变量,给出了频数(频率)。④每个变量的性别差异的 P 值($P<0.05$)。

(2)“8 选 3”筛查标准的预测准确性

2016~2019 年,筛查受访者中有 765 人因脑卒中住院,男性 396(51.76%),女性 369(48.24%),平均年龄为 74.87 岁;19 人死于脑卒中(其中 2 例发生住院)。脑卒中发病率为 7.17/1 000 人年。

筛查受访者中,48.02%的人群有危险因素达 3 个及以上。9 579 人有 3 个危险因素,其中 237 人(2.47%)因脑卒中住院;5 269 人有 4 个危险因素,其中 149 人(2.83%)因脑卒中住院;1 484 人有 5 个危险因素,其中 48 人(3.23%)因脑卒中住院;196 人有 6 个危险因素,其中 2 人(1.02%)因脑卒中住院;11 人有 7 个危险因素,其中 1 人(9.09%)因脑卒中住院;1 人有 8 个危险因素,在随访期间未因脑卒中住院(表 5-2)。

表 5-2 2016~2019 年 A 区筛查受访者具有的危险因素数量与发病情况

危险因素数量(个)	人数(人)	占筛查人数比例(%)	发病人数(人)	发病比例(%)
0	1 837	5.33	22	1.20
1	5 962	17.31	97	1.63
2	10 106	29.34	201	1.99
3	9 579	27.81	241	2.52

续 表

危险因素数量(个)	人数(人)	占筛查人数比例(%)	发病人数(人)	发病比例(%)
4	5 269	15.30	151	2.87
5	1 484	4.31	50	3.37
6	196	0.57	2	1.02
7	11	0.03	1	9.09
8	1	0.00	0	0.00

根据“8 选 3”筛查标准,将有 3 个及以上脑卒中危险因素的16 540人(48.02%)评定为高危人群,其中包括男性 8 769 人(53.02%)和女性 7 771 人(46.98%)。在筛查受访者中,2016～2019 年脑卒中发病者 765 人(2.22%),包括男性 396 人(51.76%)和女性 369 人(48.24%)。高危人群随访445 例,占 58.17%。根据“8 选 3”筛查标准,其余 41.83%未被视为高危人群。图 5-2 为按性别(男性:性别=1,女性:性别=0)的“8 选 3”筛查标准的 ROC 曲线,绘制了风险评分的敏感性与 1-特异性的关系。女性的 AUC 值为 0.563 3,男性的 AUC 值为 0.528 1(AUC 的取值范围:0.5～1)(具体见图 5-2)。

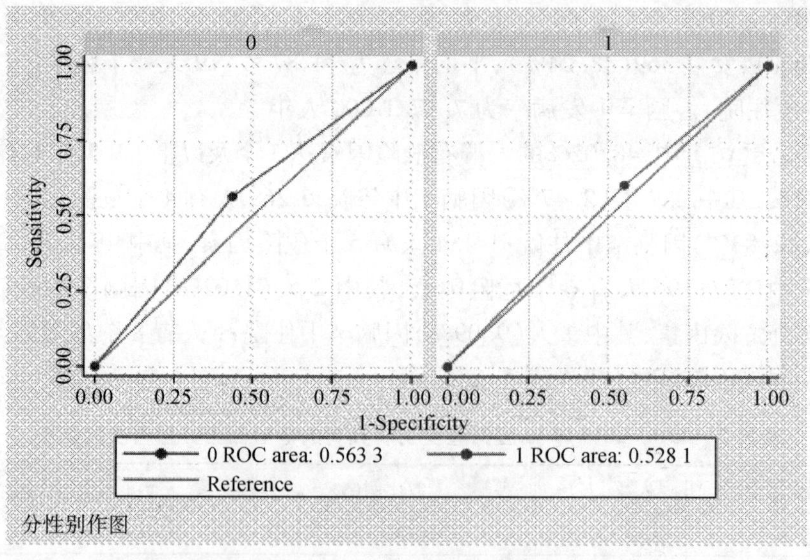

图 5-2 按性别的“8 选 3”筛查标准的 ROC 曲线

Sensitivity:敏感度;Specificity:特异性;ROC area:ROC 曲线下面积;Reference:随机分组参考线;左图表示女性,右图表示男性

3. Logistics 回归模型与其预测准确性验证

按照 2 : 1 的比例，将 22 963 人随机分为建模组，将其余 11 482 人随机分为验证组。建模组和验证组中的脑卒中发病率与总体脑卒中发病率相似。首先将年龄、性别、高血压、降压药、糖尿病、心房颤动、血脂异常、缺乏体育运动、吸烟和脑卒中家族史进行单因素分析。在这些变量中，吸烟情况与脑卒中无显著相关性（$P>0.05$）。最终变量包括年龄、性别、高血压、高血压与降压药的相互作用、糖尿病、心房颤动、血脂异常、缺乏体育运动和脑卒中家族史。结果见表 5-3，年龄、性别（男性）、高血压、糖尿病、心房颤动、血脂异常、缺乏体育运动、脑卒中家族史与脑卒中患病呈正相关，高血压患者服用降压药则与脑卒中患病呈负相关。

表 5-3　脑卒中 Logistics 回归模型结果

变量	(1)	(2)	(3)	(4)	(5)	(6)	(7)	(8)
	脑卒中	脑卒中	脑卒中	脑卒中	脑卒中	脑卒中	脑卒中	脑卒中
年龄	0.059*** (0.004)	0.058*** (0.004)	0.056*** (0.004)	0.057*** (0.004)	0.056*** (0.004)	0.056*** (0.004)	0.056*** (0.004)	0.056*** (0.004)
性别（男性） (0否，1是)	0.231*** (0.074)	0.228*** (0.074)	0.206*** (0.077)	0.213*** (0.077)	0.205*** (0.077)	0.218*** (0.078)	0.220*** (0.078)	0.220*** (0.078)
高血压 (0否，1是)		0.173* (0.102)	0.792*** (0.175)	0.756*** (0.176)	0.772*** (0.177)	0.764*** (0.177)	0.746*** (0.178)	0.744*** (0.178)
高血压患者服用降压药 (0否，1是)			−0.013 (0.109)	−0.055 (0.109)	−0.057 (0.109)	−0.074 (0.110)	−0.096 (0.110)	−0.096 (0.110)
糖尿病 (0否，1是)				0.346*** (0.079)	0.352*** (0.080)	0.366*** (0.080)	0.366*** (0.080)	0.368*** (0.080)
心房颤动 (0否，1是)					0.865*** (0.231)	0.875*** (0.231)	0.856*** (0.232)	0.853*** (0.232)
血脂异常 (0否，1是)						0.143* (0.081)	0.136* (0.081)	0.135* (0.082)
缺乏体育运动 (0否，1是)							0.171** (0.081)	0.172** (0.081)
脑卒中家族史 (0否，1是)								0.158 (0.266)
常数	−8.151*** (0.287)	−8.241*** (0.294)	−8.673*** (0.326)	−8.778*** (0.329)	−8.734*** (0.330)	−8.821*** (0.337)	−8.822*** (0.337)	−8.836*** (0.338)
样本量	34 445	34 445	32 832	32 832	32 757	32 355	32 282	32 275
拟合优度	0.036	0.037	0.041	0.044	0.045	0.046	0.047	0.047

*** $P<0.01$，** $P<0.05$，* $P<0.1$。

Logistics 回归模型的 ROC 曲线如图 5-3 所示，在验证组中，女性的 AUC 值为 0. 728 4，男性的 AUC 值为 0. 713 2。

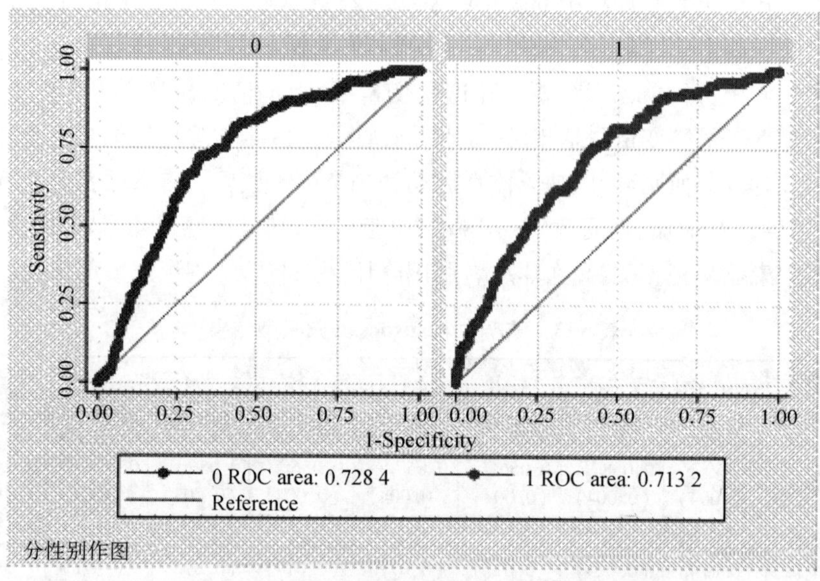

图 5-3　脑卒中 Logistics 回归模型的 ROC 曲线

Sensitivity：敏感度；Specificity：特异性；ROC area：ROC 曲线下面积；Reference：随机分组参考线；左图表示女性，右图表示男性

4. 主要发现和原因分析

数据分析结果显示，上海市 A 区 35 岁及以上高危人群检出率较高，为 50. 44%，而在《中国脑卒中防治报告 2016》中的一项研究中表明，利用相同的"8 选 3"筛查标准，在我国 31 个省级地区的 726 451 份筛查样本中的脑卒中高危人群的比例为 15. 32%，可见上海市 A 区高危人群检出率高于全国大部分地区。进一步考虑甄别高危人群的筛查方法的预测准确性，现有标准是否会导致高危人群的高估及是否应该对人群的风险分级进行重新分类。因此，优化筛查方法和更准确地筛查高危人群尤为重要，以便对高危人群进行有针对性的慢性病管理，节省医疗资源。

(1) 加入权重、提高危险因素测量准确性以优化"8 选 3"筛查标准

对筛查人群的追踪显示，依照"8 选 3"筛查标准，纳入筛查的男性和女性的 AUC 值不到 0. 6，表明筛选程序的预测性较差，预测性较好的模型的 AUC 值应高于 0. 7。虽然，高危人群在筛查后服用降压药、降脂药和降糖药等以控制危险因素而导致预测欠佳，但是，它不能完全解释预测性差的问题。

分析预测能力较低的原因,一方面与“8 选 3”筛查标准本身缺陷有关。“8 选 3”筛查标准中假设 8 个脑卒中危险因素对脑卒中的影响具有相同的权重,然而,回归模型表明包括年龄在内的不同危险因素组合对脑卒中的影响不同,目前高危人群评定方法没有考虑到危险因素对脑卒中的不同贡献,而且年龄这一重要变量未纳入。另一方面,也与危险因素本身测量的准确性有关。例如,需要加强心房颤动等关键因素的测量。心房颤动是脑卒中的有力独立危险因素,而且大多数人并不知道心房颤动的发生。在筛查过程中,没有进行专门针对心房颤动的心电图(electro cardiogram, ECG)检查,仅使用访谈和问卷调查来收集信息,这可能低估了心房颤动的患病率。此外,随访时间相对较短。筛查后 4 年内可能没有发生脑卒中,或者被筛查为高危人群者服用了降压药和其他药物来延迟发病。如果随访时间较长,则可以改善预测。因此,完善“8 选 3”筛查标准,可增加重要危险因素变量、加强重要危险因素测量及准确性、增加观察时间。

(2) 基于数据建模、借鉴国际脑卒中量表以提高预测的准确性

筛选人群被随机分为建模组和验证组。在建模组中,使用 Logistics 回归模型为不同的危险因素分配不同的权重,并在验证组中验证了其预测能力。男性 AUC 值和女性 AUC 值均高于 0.7,与“8 选 3”筛查标准相比,预测准确性大大提高,并为以后的脑卒中筛查和预防进行了优化。优化的预测模型可以用来代替当前的“8 选 3”筛查标准来重新调整风险分类。而且,Logistic 回归模型显示高血压和心房颤动是对脑卒中影响最大的危险因素。建议加强对高血压和心房颤动的预防和治疗,以减少或延缓脑卒中的发生。这提示,根据真实世界数据构建本土化模型有望提高预测的准确性。

如前文所述,国际上有许多脑卒中评分量表,如 Framingham 脑卒中风险评估量表、QRISK、CHA2DS2-VASc 量表等[2-4]。大量研究证实了这些量表在基层医疗机构中的可预测性[5,6]。但是,由于我国脑卒中筛查项目所收集的指标与国际上的脑卒中评分量表中的指标有少许差异,再加上地区和种族的差异,因而,国际上的脑卒中评分量表不能直接应用于我国筛查项目中,需根据本土化队列数据进行拟合、调整和优化。

(3) “8 选 3”筛查标准具有阶段性意义,可提高居民防治的意识、改善行为

尽管“8 选 3”筛查标准不够完善,但基于我国人口众多、地域资源差异大的国情,该方案可以在一定程度上帮助了脑卒中的预防和控制。西方国家,脑卒中筛查的目的是确定应该被提供治疗的高危人群,考虑到成本与效益,低危人群将不建议治疗[7]。因此,在西方国家脑卒中预测的准确性极为重要,它关

系到每个人的健康和治疗的公平性。而我国脑卒中筛查项目旨在确定将来更可能患脑卒中的高危人群,并对筛查确定的高危人群进行经常性随访,以提高居民对脑卒中的认识,实践证明筛查确实在监测居民危险因素的控制中发挥了相关作用。无论筛查受访者是否处于高危状态,都不会改变高血压、糖尿病、心房颤动和血脂异常的治疗方案。对筛查受访者进行慢性病筛查时,建议其遵循相应的慢性病指南进行治疗和控制。中国人口众多、地域间卫生资源差异大,“8 选 3”筛查标准具备实施的可行性,并且筛查过程有助于改善居民的健康意识,具有重要的阶段性意义。

三、脑卒中筛查干预效果评估

1. 评估方法

(1) 评估原理

脑卒中筛查干预基于两个假设:①通过确定高危人群,促使高危人群在对应危险因素方面有所改变和提升,从而避免或推迟脑卒中发生。②更早发现疾病,从而将治疗干预前移以减少失能和死亡等不良事件的发生率。早期筛查包括疾病检测和健康教育,在脑卒中急救设施有限的欠发达地区,早期筛查可能对脑卒中的进展及整个人口健康产生特别深远的影响[8]。早期筛查期间可以提高用药的安全性并对生活方式进行检测和干预,可能降低脑卒中的严重程度;筛查过程中包括的健康教育,可以提高筛查人群的健康和诊疗知识,改进后续治疗行为,加快诊疗速度、提高诊疗规范性,从而提升临床诊疗效果和健康结局。

(2) 评估变量

对脑卒中筛查干预效果的评估,以是否接受了筛查干预作为自变量,患病后三个阶段的相关指标作为分析的因变量。后者分别是:①发病时状况,包括年龄、发病至到院时间、入院时 NIHSS 评分;②治疗期间质量指标,入院是否进行溶栓治疗、DNT、出院时 NIHSS 评分、入院与出院时 NIHSS 评分差异(delta_NIHSS);③发病后生存期。同时,为控制个体特征性因素对因变量的影响,将性别、年龄、是否酗酒、吸烟状态(不吸烟、已戒断、仍在吸烟)、是否有脑梗死、是否有高血压、是否有糖尿病、是否超重或肥胖和是否有脑卒中家族史等危险因素作为控制变量(control variables, CV)。

(3) 统计分析

第一步,通过计算变量 Pearson 相关系数与单因素方差分析,初步识别早期筛查对脑卒中患者的影响。

第二步,对早期筛查效果的评估使用基础的多元回归模型,分析对发病年龄、发病至到院时间(小时)、入院时 NIHSS 评分、入院是否进行溶栓治疗、DNT(小时)、出院时 NIHSS 评分,delta_NIHSS,分别进行原始数据 Logistic 回归模型分析(公式 5-2)和倾向值匹配分析。

$$stroke\_indicators = \alpha + \beta_1 screening + \beta_2 CV + \xi \qquad \text{(公式 5-2)}$$

考虑个体性特征会对患者是否进行溶栓治疗产生影响,评估采用 Heckman 两阶段模型[1]。第一阶段构建个体溶栓倾向模型(公式 5-3),以个体特征(CV)为自变量,以入院是否进行溶栓治疗(thrombolysis)为因变量拟合 Logistic 回归模型,得到脑卒中病患个体治疗时进行溶栓的比例,依据此比例计算逆米尔斯比(inverse Mills ratio, IMR);第二阶段构建溶栓时间模型(公式 5-4),将 IMR 加入作为控制变量一起拟合,如果 IMR 项对应系数显著则说明存在样本偏误问题,而该变量的加入正可以修正对应的自我选择问题。

$$thrombolysis = \alpha + \beta_1 CV + \beta_2 IMR + \xi \qquad \text{(公式 5-3)}$$

$$thromtime = \alpha + \beta_1 screening + \beta_2 CV + \beta_3 IMR + \xi \qquad \text{(公式 5-4)}$$

由于样本的非齐次性,分别针对各因变量进行 PSM 分析以验证结论的稳健性。通过可观测特征获得的倾向值为每个受干预(treatment)个体"搭配"一个对照组个体,采用的匹配方法包括但不限于以下方法:k 近邻匹配、卡尺匹配、卡尺内最近匹配、核匹配、局部线性回归匹配等。为了能够进行匹配比较,评估将提取满足倾向值"共同支撑假设"的样本(图 5-4)进行分析。

将影响脑卒中发生的混杂变量总结成一个倾向值,将性别、是否酗酒、吸烟状态(不吸烟、已戒断、仍在吸烟)、是否有高血压、是否有糖尿病、是否超重或肥胖、是否有脑卒中家族史等作为混杂变量,通过 Logistic 回归模型计算个体接受早期干预的倾向值(公式 5-5):

$$p(x_i) \equiv P(D_i = 1 \mid x = x_i) == exp(x'\beta)/(1 + exp(x'\beta)) \qquad \text{(公式 5-5)}$$

其中,x_i 是个体 i 的个体特征向量,即用来计算个体是否接受脑卒中干预倾向值的输入变量,D 是表征是否受早期干预的虚拟变量。根据模型拟合的系数矩阵 β,计算个体倾向值 $\hat{p}$。

最后,对发病后的生存期影响的评估,采用生存分析模型来评估脑卒中筛

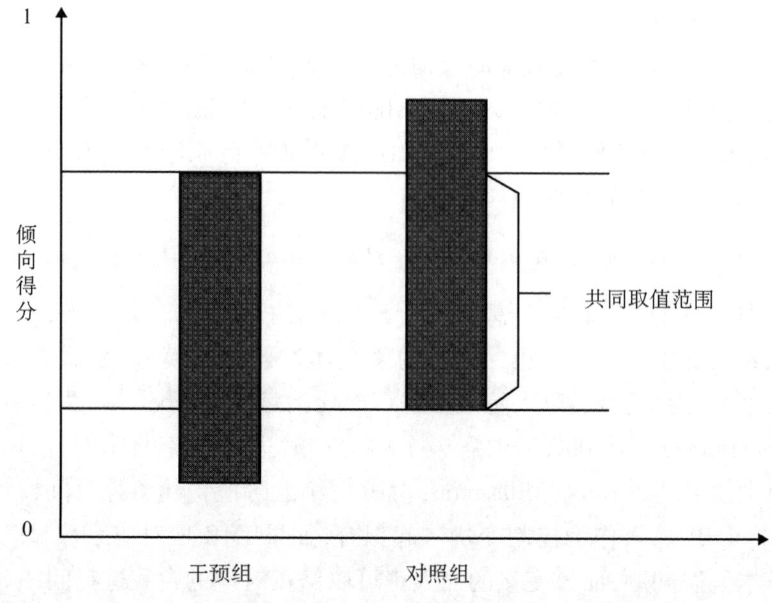

图 5-4　PSM 的共同支撑假设

查的效果。以患者死亡作为失败事件标志。由于相关死亡数据仅更新到 2020 年 1 月 8 日，故患者生存期存在右并归（right censoring）。评估中分别计算每位患者的归并时间 C^*，即患者发病至研究死亡数据截止时间 2020 年 1 月 8 日的时间长度。本评估使用的生存期 T 为个体真实寿命 T^* 与归并时间 C^* 的最小值（公式 5-6）。以虚拟变量来记录个体的观测记录完整性（公式 5-7）。

$$T = \min(T^*, C^*) \quad \text{（公式 5-6）}$$

$$d_i = 1(T^*, C^*) \quad \text{（公式 5-7）}$$

在分析中，首先利用生存函数与风险函数作图，对数据进行初步描述，明确患者发病后生存简要情况。加入控制因素 CV 首先假设 T^* 服从指数分布和威布尔分布分别进行最大似然估计。考虑此时参数回归模型的最大似然估计的稳健性完全依赖于风险函数的具体形式假设，进一步选择基于比例风险模型框架的半参模型（cox model）进行拟合分析。

2. 卒中中心住院患者基本情况

评估样本是上海市 A 区 2016 年 1 月 1 日 ~2019 年 12 月 31 日间在上海市脑卒中临床救治中心下属医疗机构住院的 1 344 名患者，共有 1 446 次住院记录。这些患者中，461 人接受过脑卒中筛查，有 118 人（124 次发病）在发病前接受过脑卒中筛查。

4 年间 93.68%(1 259 名)患者仅发生过 1 次卒中中心住院,5.36%(72 名)患者发生 2 次住院,发生 3 次和 4 次住院患者总计 9.7%(13 名)。住院患者年龄为 26~97 岁,平均年龄 72.66 岁。患者发病至到院时间平均为 20.02 小时,最长时间达到 183.30 小时。入院时 NIHSS 评分最大值为 35 分,均值为 5.282 分。仅有不到 10%患者(139 例)接受了溶栓治疗,这些患者 DNT 平均仅为 1.374 小时。患者出院时 NIHSS 评分平均值较入院时降低 0.81 分(表 5-4)。

表 5-4　2016~2019 年 A 区卒中中心住院患者基本情况

指标	例数(例)	平均值	标准差	最小值	最大值
年龄(岁)	1 446	72.66	11.22	26	97
性别(0 男,1 女)	1 446	0.364	0.481	0	1
发病至到院时间(小时)	1 443	20.02	36.30	0	183.30
入院时 NIHSS 评分(分)	1 399	5.282	5.977	0	35
到院是否进行溶栓治疗(0 否,1 是)	1 446	0.098	0.297	0	1
DNT(小时)	139	1.374	6.175	0	73.33
出院时 NIHSS 评分(分)	636	4.473	5.446	0	42

3. 筛查干预效果的评估

(1) 对发病年龄的影响

1 344 名患者中,仅有 118 人(124 次住院)在发病前接受过脑卒中筛查。对于脑卒中患者,在发病、预后情况方面,单因素方差检验显示脑卒中筛查对延迟发病年龄和减轻脑卒中发病严重程度有显著效果(表 5-5)。

表 5-5　脑卒中筛查对脑卒中患者的基本影响

指标	发病前未接受过脑卒中筛查		发病前接受过脑卒中筛查		均值差值
	例数(例)	均值	例数(例)	均值	
年龄(岁)	1 322	72.40	124	75.48	−3.079***
发病至到院时间(小时)	1 319	19.74	124	22.99	−3.245
入院时 NIHSS 评分(分)	1 280	5.373	119	4.311	1.062*
到院是否进行溶栓治疗(0 否,1 是)	1 322	0.095	124	0.129	−0.034 0
DNT(小时)	124	1.472	15	0.570	0.902
出院时 NIHSS 评分(分)	526	4.563	110	4.045	0.517
delta_NIHSS(分)	523	0.516	107	−0.112	0.628**

*** $P<0.01$, ** $P<0.05$, * $P<0.1$。

接受过脑卒中筛查的患者(筛查组)入院年龄比未接受过脑卒中筛查的患者(未筛查组)发病年龄大 3.08 岁($P<0.01$)。考虑患者的个体特征效应,Logistic 多元回归模型分析结果显示脑卒中筛查可以延迟脑卒中发病 3.27 年($P<0.01$)(表 5-6)。

表 5-6 脑卒中筛查对脑卒中患病影响的 Logistic 多元回归模型分析

变量	(1) 发病年龄(岁)	(2) 发病至到院时间(小时)	(3) 入院时 NIHSS 评分(分)	(4) 是否进行溶栓治疗(0否,1是)	(5) DNT(小时)	(6) 出院时 NIHSS 评分(分)	(7) delta_ NIHSS(分)
参与筛查 (0否,1是)	3.266*** (0.995)	4.039 (3.407)	-1.494*** (0.565)	0.032 4 (0.028)	-0.855 (1.747)	-0.750 (0.573)	-0.565* (0.320)
年龄		-0.353*** (0.090)	0.100*** (0.015)	-0.000 (0.001)	-0.044 (0.061)	0.085*** (0.022)	-0.023* (0.012)
性别 (0男,1女)	2.168*** (0.653)	2.727 (2.239)	0.503 (0.369)	0.049*** (0.018 4)	1.359 (1.355)	-0.314 (0.505)	0.807*** (0.280)
酗酒 (0否,1是)	-0.846 (0.919)	1.595 (3.137)	0.297 (0.522)	0.027 (0.026)	0.019 (1.798)	0.623 (0.728)	-0.339 (0.407)
吸烟(已截断) (0否,1是)	0.850 (1.256)	4.269 (4.285)	-0.341 (0.716)	-0.006 (0.035)	0.473 (2.932)	-2.349** (0.953)	0.950* (0.531)
吸烟(仍在吸烟) (0否,1是)	-6.445*** (0.872)	3.996 (3.032)	0.371 (0.501)	0.018 (0.025)	-0.305 (1.881)	-1.078 (0.690)	0.581 (0.384)
脑梗死 (0否,1是)	1.410** (0.646)	2.069 (2.208)	0.929** (0.366)	-0.014 (0.018 2)	-0.786 (1.350)	0.733 (0.493)	-0.074 (0.273)
高血压 (0否,1是)	0.057 (0.080)	0.727*** (0.273)	-0.014 (0.046)	-0.001 (0.002)	-0.382 (1.529)	0.005 (0.392)	0.213 (0.218)
糖尿病 (0否,1是)	-0.100 (0.080)	-0.755*** (0.274)	0.043 (0.046)	-5.00^{e-05} (0.002)	-2.190* (1.313)	-0.017 (0.393)	-0.214 (0.219)
超重或肥胖 (0否,1是)	-3.075*** (0.609)	-2.239 (2.099)	0.919*** (0.347)	0.007 (0.017 3)	-0.834 (1.257)	0.208 (0.451)	0.235 (0.250)
脑卒中家族史 (0否,1是)	-0.379 (2.590)	-3.322 (8.839)	3.076** (1.437)	-0.102 (0.073)		2.401* (1.381)	0.504 (0.762)
常数	73.80*** (0.535)	43.59*** (6.904)	-2.771** (1.135)	0.100* (0.056 8)	8.824* (5.235)	-1.485 (1.630)	1.759* (0.901)
样本量	1 445	1 442	1 398	1 445	139	635	629
拟合系数	0.121	0.023	0.049	0.010	0.045	0.048	0.033

注:保留小数点后三位;括号中为标准误; *** $P<0.01$, ** $P<0.05$, * $P<0.1$。

采用PSM,以个体特征变量(*CVs*)作为输入变量,以是否接受过脑卒中筛查为分组变量。考虑筛查组与未筛查组的样本量,经过1∶10近邻匹配后,控制变量在筛查组和未筛查组不存在显著差异(表5-7、图5-5)。结果显示匹配前,筛查组发病年龄较未筛查组延迟3.08岁($P<0.01$)(表5-5),经过PSM后发病年龄推迟3.95岁($P<0.01$)(表5-8)。

表5-7 PSM对是否接受过脑卒中筛查样本的平衡情况

变量	匹配前后	均值		标准化偏差	偏差减少(%)	*t*-检验		V(T)/V(C)
		处理组	控制组			*t*	p>|t|	
性别(0男,1女)	U	0.41	0.36	10.8		1.16	0.246	.
	M	0.41	0.44	-5.1	52.4	-0.40	0.692	.
酗酒(0否,1是)	U	0.17	0.16	2		0.21	0.832	.
	M	0.17	0.15	6.1	-207.0	0.49	0.628	.
吸烟(已截断)(0否,1是)	U	0.08	0.06	9.4		1.08	0.28	.
	M	0.08	0.06	9.9	-4.7	0.78	0.437	.
吸烟(仍在吸烟)(0否,1是)	U	0.23	0.22	3.6		0.39	0.698	.
	M	0.23	0.23	1.7	51.9	0.14	0.893	.
脑梗死(0否,1是)	U	0.27	0.25	6.2		0.67	0.500	.
	M	0.27	0.26	3.3	47.0	0.26	0.797	.
高血压(0否,1是)	U	1.88	1.51	5.1		0.68	0.495	2.66*
	M	1.88	1.34	7.4	-46.0	0.60	0.550	3.31*
糖尿病(0否,1是)	U	2.28	2.03	3.4		0.47	0.642	2.67*
	M	2.28	1.76	7.1	-106.7	0.58	0.565	3.29*
超重或肥胖(0否,1是)	U	0.38	0.30	17.4		1.91	0.057	.
	M	0.38	0.41	-7.2	58.8	-0.54	0.587	.
脑卒中家族史(0否,1是)	U	0.01	0.01	-4		-0.40	0.690	.
	M	0.01	0.01	0.8	80.1	0.07	0.942	.

PSM得分的共同取值范围采用1∶10近邻匹配,仅5个筛查组样本对应倾向评分不在共同取值范围内。即损失样本数为5例,实际有效样本中筛查组1 316个,未筛查组124个。

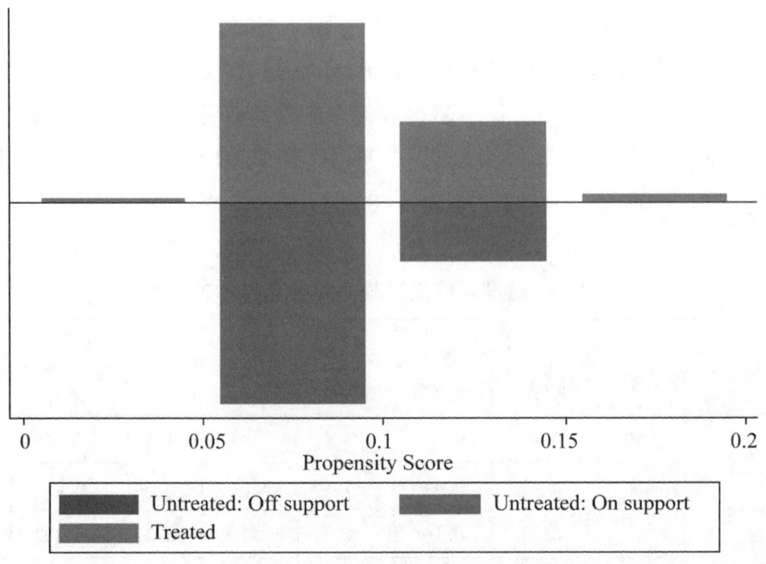

图 5-5 PSM 示意图

Propensity Score：倾向评分；Untreated：对照组（未筛查组）；
Treated：干预组（筛查组）；Off support：未匹配组；On support：匹配组

表 5-8 脑卒中筛查对脑卒中患病影响的 PSM 分析

指标	样本	筛查组	未筛查组	差值	S.E.	T
年龄（岁）	Unmatched	75.48	72.40	3.08	1.05	2.93
	ATT	75.48	71.53	3.95	1.06	3.72
发病至到院时间（小时）	Unmatched	24.52	20.70	3.82	3.12	1.22
	ATT	24.52	19.97	4.56	3.56	1.28
入院时 NIHSS 评分（分）	Unmatched	4.31	5.37	−1.06	0.57	−1.85
	ATT	4.31	5.96	−1.65	0.53	−3.1
到院是否进行溶栓治疗（0 否，1 是）	Unmatched	0.13	0.09	0.03	0.03	1.23
	ATT	0.13	0.10	0.03	0.03	0.84
DNT（小时）	Unmatched	0.57	1.47	−0.90	1.69	0.53
	ATT	0.57	1.81	−1.24	1.27	0.98
出院时 NIHSS 评分（分）	Unmatched	4.05	4.56	−0.51	0.57	−0.9
	ATT	4.06	5.04	−0.98	0.60	−1.64
delta_NIHSS（分）	Unmatched	−0.11	0.51	−0.63	0.32	1.98
	ATT	−0.11	0.56	−0.67	0.33	2.06

注：$|T|>2.59$：$P<0.01$，$|T|>1.96$：$P<0.05$，$|T|>21.65$：$P<0.1$。Unmatched：未匹配情况；ATT：平均处理效果。

（2）对入院速度的影响

排除数据缺失与到院时间小于 0 的记录，共有 1 433 位患者中有发病至到院时间记录。其中，最短为 0 小时，即在院发病。最长为 183.30 小时，即发生发病指征距患者到达医院时间为 183.30 小时，可能是初期症状不明显或不典型而未就诊。平均看来，未筛查组到院时间反而比筛查组快 3.25 小时（表 5-5），这也体现在 Logistic 多元回归模型中筛查项的回归系数上（4.04），但这种效果并不显著（表 5-6）。

基于与年龄分析的差异性样本，再次进行 PSM 分析，采用邻近 1∶10 匹配，84 个未筛查组样本对应倾向评分不在共同取值范围内。即损失样本数为 84 例，实际有效样本中未筛查组 1 234 个，筛查组 124 个。经过匹配后各控制变量在筛查组和未筛查组不存在显著差异结果显示匹配前，筛查组发病至到院时间较未筛查组延长 3.82 小时，经过 PSM 后筛查组发病至到院时间较未筛查组延长 4.56 小时，但结果均不显著（表 5-8）。

（3）对疾病严重程度的影响

评估样本中，只有 1 280 名未接受过脑卒中筛查患者和 119 名接受过脑卒中筛查患者有入院时 NIHSS 评分。脑卒中筛查可以降低患者入院时 NIHSS 评分（1.06 分）（$P<0.1$），即缓解患者发病时的严重程度。控制患者个体差异、Logistic 多元回归模型分析显示，脑卒中筛查可以降低患者入院时 NHISS 评分（1.49 分）（$P<0.01$）；同时，年龄越大，有脑梗死、超重或肥胖及脑卒中家族史者均会显著加重入院时 NIHSS 评分（$P<0.05$）（表 5-6）。

PSM 方法中采用 1∶10 近邻匹配。74 个未筛查组样本对应倾向评分不在共同取值范围内，即损失样本数为 74 例，实际有效样本中未筛查组 1 205 个，筛查组 119 个。经过 PSM 后，各控制变量在筛查组和未筛查组不存在显著差异。结果显示匹配后筛查组入院时 NHISS 评分较未筛查组降低 1.06 分（不显著），筛查组入院时 NHISS 评分较未筛查组降低 1.65 分（$P<0.01$）（表 5-8）。

（4）对溶栓治疗的影响

对于急性缺血性脑卒中最有效的治疗方式就是在发病初期（4.5 小时以内）提供静脉溶栓治疗，但是长期以来，中国的脑卒中溶栓率都维持在较低水平[9]。评估的 1 466 次卒中中心住院记录中，仅有 142 次住院患者接受了溶栓治疗，筛查组相对未筛查组有更高的比例进行溶栓治疗（12.90% *v.s.* 9.50%）。由于数据缺失，仅 139 次住院患者有 DNT 值，其中筛查组平均 DNT 为 0.57 小时，而未筛查组平均 DNT 为 1.47 小时（表 5-5）。然而，这种差异即使在考虑了患者个体特征的 Logistic 模型和 PSM 方法验证也都不显著(表 5-6、表 5-8)。

考虑患者个体特征会对患者是否进行溶栓治疗产生影响,评估采用 Heckman 两阶段模型,在第一阶段以个体特征为自变量,以是否进行溶栓治疗为因变量拟合 Logistic 模型。根据模型预测结果计算表征 IMR 值(患者个体接受溶栓治疗倾向)代入第二阶段混合回归中,发现是否参加脑卒中筛查对是否接受溶栓治疗并无显著影响,进而在第二阶段模型中接受筛查及个体接受溶栓治疗倾向对 DNT 也都未表现出显著性影响。

(5) 对出院功能的影响

经过发病与治疗,紧跟着需要考虑的就是脑卒中患者的预后状态。不同于入院时 NIHSS 评分,出院时 NIHSS 评分存在较严重的数据缺失,仅有 526 次未接受过脑卒中筛查的出院患者有 NIHSS 评分和 110 次接受过脑卒中筛查的患者有出院 NIHSS 评分数据,即有一半以上的未接受过脑卒中筛查的患者无出院 NIHSS 评分数据。平均看来,筛查组出院时 NIHSS 评分(4.045 分)较未筛查组(4.563 分)降低 0.518 分(表 5-5)。但这种效果即使是在通过 Logistic 模型和 PSM 方法考虑了患者个体差异性特征后,也都不显著(表 5-6、表 5-8)。

进一步分析发现,筛查组入院时 NIHSS 评分比出院时 NIHSS 评分高 0.11 分,比未筛查组评分变化(降低 0.518 分)提高了 0.63 分($P<0.05$)(表 5-5)。利用 Logistic 模型控制患者个体差异后,发现脑卒中筛查反而会提高 delta_NIHSS 0.565 分($P=0.078$)(表 5-6)。利用 PSM 方法调整患者个体差异,显示筛查组较未筛查组 delta_NIHSS 降低 0.67 分($P<0.05$,表 5-8)。

(6) 对发病后生存时间的影响

考虑了脑卒中筛查对患者发病时与治疗阶段的影响后,不可忽视的问题就是考虑筛查对患者整体生存期的影响。将每次住院视为一个评估对象,分析样本共 1 413 个,其中 247 个对象在分析期间内死亡,其他个体被归并,在评估期间样本死亡率达到了 14.48%。涉及死亡患者,自出院至死亡时间平均为 711.42 天,最短为 1 天,最长为 1 462 天。

从样本生存函数来看,筛查组前期生存概率反而略低于未筛查组,长期来看其生存概率慢慢开始反超未筛查组(图 5-6)。对应而言,筛查组的风险函数在初期高于未筛查组,稍后开始急剧下降并低于未筛查组,后续出现反弹。然而,总体看来是否接受脑卒中筛查即筛查对患者生存时间与风险情况并无显现显著影响。

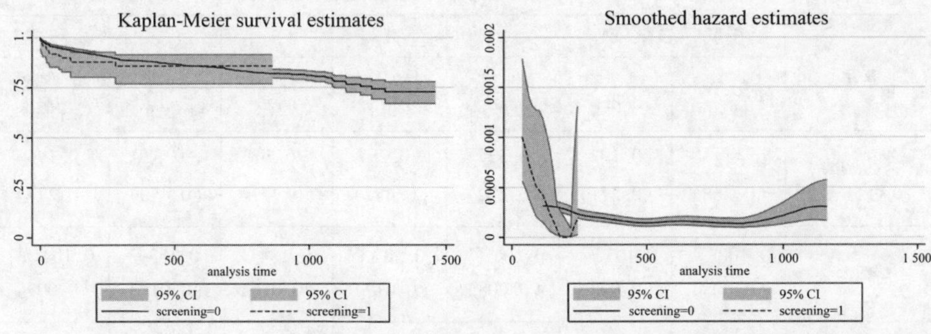

图 5-6 入院前是否接受脑卒中筛查患者的 K-M 生存函数与风险函数

Kaplan-Meier survival estimates：K-M 生存概率估计；Smoothed hazard estimates：平滑风险函数估计；两图中，横轴表示脑卒中患者出院天数；左图中纵轴表示 K-M 生存概率；右图中纵轴表示脑卒中患者的全因死亡风险；Screening 表示脑卒中患者在入院前是否接受过脑卒中筛查；图中估计函数取 95%CI

在单参数指数回归中显示筛查反而会加大患者的死亡风险，其对应风险比率达到 1.90，即筛查组比未筛查组死亡风险高 90%（$P<0.05$）（表 5-9）。但由于指数回归的风险函数为常数，假定太强，当放松假定进行威布尔回归得到对应的风险比率为 1.21（系数为 0.192），当采用岗珀茨回归时得到风险比率为 1.39（系数为 0.327）。根据赤池信息准则（Akaike Information Criterion，AIC）信息准则威布尔回归优于岗珀茨回归，但是在这两个模型中筛查的效果都并不显著（$P=0.477$，$P=0.229$）。同样进一步改变风险函数分布假设使用加速失效时间模型的对数正态回归与对数逻辑回归、三参数广义伽马回归、半参数 Cox 回归，结果都显示筛查对死亡风险影响并不显著。

4. 主要发现和原因分析

本部分就脑卒中患病群体，分析了脑卒中筛查对发病群体发病时健康状况与健康结局的影响。结果显示，脑卒中筛查能延迟发病时间、降低脑卒中发病时的严重程度，但对发病后的健康状况，如出院时 NIHSS 评分改善程度、生存时间等并无显著影响。前者与理论推演和其他类似研究一致；而后者可能的原因一是研究的时间不够长（特别是生存分析），二是预防筛查对诊疗行为的改变没有差异，关键治疗举措没改变从而影响治疗结果，三是出院时 NIHSS 评分变化程度有边际递减效应。要提升健康水平、改善预后，不仅要加强筛查、干预，更要加强“知—信—行”转化，促进发病后及时、规范诊疗。

表 5-9　脑卒中筛查对脑卒中患者死亡风险的影响

变量	(1) 指数回归	(2) 威布尔回归	(3) 岗珀茨回归	(4) 对数正态回归	(5) 对数逻辑回归	(6) 三参数广义伽马回归	(7) 半参数Cox 回归
参与筛查 (0 否,1 是)	0.642** (0.268)	0.192 (0.271)	0.327 (0.272)	−0.297 (0.482)	−0.340 (0.471)	−0.320 (0.470)	0.196 (0.277)
年龄	0.108*** (0.008)	0.103*** (0.008)	0.105*** (0.008)	−0.187*** (0.017)	−0.184*** (0.018)	−0.183*** (0.018)	0.104*** (0.009)
性别 (0 男,1 女)	0.044 (0.141)	0.018 (0.141)	0.020 (0.141)	−0.096 (0.284)	−0.059 (0.261)	−0.051 (0.259)	0.015 (0.142)
酗酒 (0 否,1 是)	−0.062 (0.246)	−0.066 (0.246)	−0.058 (0.246)	0.080 (0.456)	0.103 (0.434)	0.106 (0.436)	−0.065 (0.247)
吸烟(已截断) (0 否,1 是)	−0.101 (0.299)	−0.140 (0.300)	−0.142 (0.301)	0.077 (0.569)	0.214 (0.545)	0.210 (0.539)	−0.119 (0.304)
吸烟(仍在吸烟) (0 否,1 是)	−0.031 (0.240)	−0.078 (0.240)	−0.072 (0.240)	0.197 (0.443)	0.154 (0.420)	0.160 (0.424)	−0.075 (0.237)
脑梗死 (0 否,1 是)	0.449*** (0.137)	0.408*** (0.137)	0.418*** (0.137)	−0.826*** (0.278)	−0.739*** (0.257)	−0.743*** (0.256)	0.415*** (0.138)
高血压 (0 否,1 是)	−0.005 (0.018)	−0.006 (0.020)	−0.006 (0.020)	0.017 (0.042)	0.014 (0.037)	0.013 (0.037)	−0.005 (0.009)
糖尿病 (0 否,1 是)	0.017 (0.018)	0.016 (0.020)	0.017 (0.020)	−0.025 (0.042)	−0.026 (0.036)	−0.027 (0.037)	0.015* (0.009)
超重或肥胖 (0 否,1 是)	−0.132 (0.158)	−0.149 (0.157)	−0.153 (0.158)	0.327 (0.296)	0.289 (0.281)	0.289 (0.282)	−0.136 (0.161)
脑卒中家族史 (0 否,1 是)	0.219 (0.716)	0.122 (0.715)	0.131 (0.716)	−0.249 (1.329)	−0.298 (1.276)	−0.250 (1.262)	0.165 (0.735)
常数	−16.73*** (0.698)	−13.52*** (0.745)	−15.88*** (0.709)	23.86*** (1.401)	23.26*** (1.485)	23.67*** (1.503)	
样本量	1 412	1 412	1 412	1 412	1 412	1 412	1 412

注:保留小数点后三位;括号中为标准误; *** $P<0.01$, ** $P<0.05$, * $P<0.1$。

(1) 脑卒中筛查能延缓发病和降低疾病严重程度

脑卒中筛查对脑卒中疾病作用分析的研究较多,多项研究认为通过筛查及早识别脑卒中危险因素进而进行管理，可以防止和延缓脑卒中的发病[8,10,11]。本评估将预防干预中最为重要的一部分脑卒中筛查单独进行分析。证据显示，筛查组平均发病年龄相对未筛查组延迟3年以上（$P<0.01$），其发病时的严重程度即入院时NIHSS评分相对未筛查组程度较轻（$P<0.01$）。检索没有发现针对脑卒中干预效果的实证结果，但Barbanti等发现预防干预对可延迟心脑血管疾病发病和减轻严重程度[12]，与本评估结果一致。

（2）是否进行脑卒中筛查对健康结局影响无显著差异

学界广泛认同预防干预对脑卒中患者的总体健康状态有积极影响[11,13]，理论上可推论脑卒中筛查对于患者患病后的健康状态如NIHSS评分及生存时间的健康结局有正向作用。然而基于上海市A区的大数据追踪发现，脑卒中筛查对患者出院时NIHSS评分改善程度、最终健康结局生存时间的影响作用却与预期并不一致。是否接受脑卒中筛查对于患者出院时NIHSS评分改善程度没有差异；而Cox生存分析结果显示，脑卒中筛查对发病后死亡风险影响并不显著。

关于脑卒中筛查对脑卒中患者健康结局影响目前文献中鲜有实证研究。一篇相关性较强的文献是加拿大基于2003~2013年319 972名脑卒中/TIA患者数据评估脑卒中整合型系统效果的研究。加拿大部分地区于2009~2010财年引入脑卒中整合型系统，这些地区患者入院后30天死亡率较无脑卒中整合型系统的地区明显减少，到2012~2013财年死亡率是12.7%；同期，没有实施该系统的地区死亡率是14.5%。研究将这种对患者健康结局的正向影响归结为脑卒中整合型系统可以为脑卒中患者提供更好的护理、远程诊疗及预防性服务[14]。该研究并没有将预防性干预的作用单独予以分析，但上海市A区的情况与上述研究地区相似，本评估仅分析整合型防治链的“首端”筛查干预对“尾端”健康结局的影响，其中诊疗部分亦建立了各类机构和人员的协作模式、提出关键诊疗举措。上述差异提示需进一步分析“首”“尾”中间的“黑盒子”，或能找出提高预后的方案。

（3）诊疗行为、诊疗边际效应或影响结局变化

除追踪时间不够长、结果尚未显现的研究局限性，诊疗行为自身特征弱化了其可能的效果、诊疗效果本身有边际递减效应，也可能造成是否接受筛查干预对患者出院时NIHSS评分、生存时间无显著影响。

从“结构—过程—结果”理论分析，“结果”无作用可能与诊疗行为等“过程”没有改变有关。本评估中，筛查组到院速度（发病至到院时间），脑卒中治疗中的关键方案——溶栓比例与未筛查组并不存在显著差异。尽管

较多研究认为脑卒中筛查可提高居民对脑卒中相关知识的掌握程度[15]，但"知—信—行"有个过程，脑卒中疾病知识与脑卒中发病时的正确行为间仍然存在差异。2017 年一项对187 723 名成年人的研究显示，即使对脑卒中疾病本身有了正确认知、正确了解脑卒中发病症状，很多患者在发病时也并不能及时做出正确的行为决策[13]。识别危险因素的"8 选 3"筛查也许可以通过提醒患者危险因素存在从而改变生活习惯延迟疾病发生，但却忽视了对发病时如何及时就医、及时溶栓从而提升治疗效果等正确诊疗行为的相关教育。

本评估证实了是否接受脑卒中筛查对脑卒中患者发病时的疾病严重程度有显著差异。对比筛查组与未筛查组入出院的病情严重程度（NIHSS 评分）变化程度，未筛查组入院时病情更严重、医院治疗方案获益（疾病情况好转程度）更大；筛查组入院时病情更轻微、医院治疗方案获益更小，说明脑卒中规范性治疗对脑卒中患者就其疾病严重程度呈现边际递减，这是符合现实规律的。

5. 筛查效果评估的局限性

筛查效果评估的局限性，首先在于数据的完整性、时间跨度不足以完整支撑本评估。相对于预后与长期的生存风险，发病事件与脑卒中筛查事件的时间更为靠近，作用机制更为简单与直接。在本评估中这同样表现在只有发病年龄与入院时 NIHSS 评分数据质量是最好的，DNT、出院时 NIHSS 评分都存在不同程度的数据缺失（表 5-4）。同样对生存风险的分析很大程度上是基于样本观测时间长度与死亡事件在观测期时间轴上的分布，而本评估中，受限于筛查项目的实施时间，对于接受过脑卒中筛查的患者，其出院后至研究截止时间仅有 865 天（并未死亡，在生存分析中被归并）。在本评估接受过脑卒中筛查的 118 名（124 次住院）患者的住院记录中，仅有 15 人在观察期内死亡，但这些人平均被观察时间只有 244. 27 天。表现在构建的生存函数和风险函数中就是接受过脑卒中筛查的患者其生存函数与风险函数较短，并未能完整表现变化趋势（图 5-6）。

四、脑卒中网络诊疗举措效果评估

上海市脑卒中网络建设遴选了 11 家市级三级甲等综合性医院、25 家区级医院开展"卒中中心"建设。辖区内由区级卒中中心对确诊脑卒中患者进行规范治疗（早期溶栓或转诊、脑出血手术治疗、早期康复治疗）；经治疗后再将患者转至其居住地的康复、护理机构及社区卫生服务中心进行规范管理，对疑难病例或危重患者转诊至对口市级卒中中心进行诊疗。然而，我国实行自由就诊，居民对于脑卒中网络的依从性尚未可知，该网络是否真正提升了居民的健康水平、改善患者预后，亟须开展评估。本评估将是否前往卒中中心进行救治、是否接受康复服务作为重点举措进行分析。

1. 评估方法

(1) 评估样本和数据来源

评估的样本是2016~2019年上海市A区建档人群中的缺血性脑卒中发作住院患者。处理组数据来源于院A-1(卒中中心)脑卒中信息平台，采集字段包括:患者信息(年龄/性别)、入院/出院时间、人口社会学特征(婚姻状况、文化水平)、其他慢性病情况、参保类型、住院费用等;控制组数据来源于上海市卫生健康信息网住院数据库，以主要诊断编码(ICD编码范围界定为I63)确定发作患者，采集字段包括患者信息(年龄/性别)、入院/出院时间、主要诊断/编码、参保类型、住院费用;其他数据来源包括:A区常住人口死亡登记系统(死亡日期/原因)、A区慢性病管理系统(患者婚姻状况、文化水平、其他慢性病情况)、A区医疗机构门急诊记录(就诊时间、主要编码、门急诊费用等)。

(2) 评估假设

本评估主要基于2个假设:①卒中中心通过规范化建设，提升针对急性期缺血性脑卒中患者的诊疗水平，能够提升患者的健康结果，降低患者死亡和再入院的发生;②稳定期患者接受及时、规范的康复服务，能够提升健康水平，减少死亡等不良事件的发生。已有研究表明，将急性脑卒中服务整合到卒中中心可以提升组织效率、改善患者预后[16];有效的康复训练能够减轻脑卒中患者肢体残疾，加快脑卒中康复进程，改善转归[17,18]。

(3) 纳入变量

结合常用质量指标及针对神经内科医生的访谈，本评估选择患者出院后90天死亡率、出院后30天再入院率[19]作为诊疗质量及患者健康结果指标，作为因变量评估急性期脑卒中规范诊疗的效果。自变量包括年龄[20]、发病当次住院费用[21]、是否前往卒中中心进行救治、是否接受康复服务[22]。一般而言，前往卒中中心进行救治的患者往往疾病更为严重，因而针对“是否前往卒中中心救治”进行结构建模，选取患者性别[20]、婚姻状况、文化水平[23]、参保类型、其他慢性病情况(高血压、糖尿病)[24]、发病前1年门急诊费用、发病前1年住院费用[25]及是否参加“8选3”筛查[20]作为解释变量。

(4) 统计方法

由于急性发病阶段前往卒中中心进行救治的个体往往初始健康状况较差、疾病严重程度较高。为了校正这种控制组与处理组的样本偏差,解决不可测变量选择问题,采用处理效应模型(treatment effects model)来对脑卒中规范诊疗的效果进行评估。

首先,对处理变量(即是否前往卒中中心进行救治)进行结构建模(公式 5-8):

$$D_i = 1(z_i{}'\delta + u_i)(1) \qquad \text{(公式 5-8)}$$

其中,z_i 代表影响个体是否进入控制组的因素,选取患者性别、婚姻状况、文化水平、参保类型、其他慢性病情况(高血压、糖尿病)、发病前 1 年门急诊费用、发病前 1 年住院费用及是否参加"8 选 3"筛查作为解释变量;δ 为解释变量的系数;u_i 为扰动项。

其次,构建包含处理变量的处理效应模型(公式 5-9):

$$y_i = x_i{}'\beta + \gamma D_i + \varepsilon_i(2) \qquad \text{(公式 5-9)}$$

其中,y_i 为因变量:患者出院后 90 天死亡率、出院后 30 天再入院率;x_i 为直接影响的自变量,包括年龄、发病当次住院费用、是否前往卒中中心进行救治、是否接受康复服务。

最后,采用两步法对模型参数进行估计:

第一步:运用 Probit 回归模型估计公式 5-8,得到估计值 $\boldsymbol{\delta}$;

第二步:运用 OLS 回归模型估计公式 5-9,得到估计值 $\boldsymbol{\beta}$。

2. 脑卒中住院患者基本情况

2016~2019 年 A 区脑卒中住院患者 4 147 人,其中处理组(前往卒中中心进行救治)1 072 人,控制组(前往其他医疗机构进行救治)3 075 人。处理组与控制组基本信息比较,处理组年龄低于控制组,男性比例更高(62.41%与 47.22%),已婚的人数占比较高,同时患者文化水平更高。从参保类型来看,处理组参加居民医保的人数较多(41.88%与 29.17%)。从其他共患疾病情况来看,处理组高血压(88.71%)、糖尿病(32.74%)患病率均高于控制组(分别为 79.32%、19.93%)。住院前参加"8 选 3"筛查的比例,处理组 34.70%的患者均参加过早期"8 选 3"筛查,该比例约为控制组的 2 倍。发病前 1 年住院费用,控制组约为处理组的 2 倍(5 005.90 元与 2 511.10 元);但处理组发病前 1 年门急诊费用略高于处理组(3 838.94 元与 2 508.68 元)。而从发病当次住院费用来看,处理组住院费用要高于控制组(1.80 万元与 1.08 万元)。针对出院后是否接受康复服务,处理组有 14.65%的患者在 4 年内转诊至康复机构,而控制组则有 13.20%的患者转诊至康复机构。具体见表 5-10。

表 5-10　2016~2019 年 A 区脑卒中住院患者基本信息

指标	处理组(n=1 072)	控制组(n=3 075)
年龄(Mean±SD)	73.18±11.11	74.03±11.15
性别[n(%)]		
男	669 (62.41)	1 452 (47.22)
女	403 (37.59)	1 623 (52.78)
婚姻状况[n(%)]		
已婚	777 (72.48)	1 750 (56.91)
其他	295 (27.52)	1 325 (43.09)
文化水平[n(%)]		
大专及以上	747 (69.68)	1 614 (52.49)
高中和中专	256 (23.88)	523 (17.01)
其他	69 (6.44)	938 (30.50)
参保类型[n(%)]		
职工医保	514 (47.95)	1 779 (57.85)
居民医保	449 (41.88)	897 (29.17)
其他	109 (10.17)	399 (12.98)
其他慢性病		
高血压	951 (88.71)	2 439 (79.32)
糖尿病	351 (32.74)	613 (19.93)
接受早期筛查[n(%)]	372 (34.70)	538 (17.50)
发病前 1 年住院费用(Mean±SD)	2 511.10±10 514.02	5 005.90±19 877.03
发病前 1 年门急诊费用(Mean±SD)	3 838.94±4 423.56	2 508.68±4 654.83
人均住院费用(Mean±SD)	18 025.70±15 773.38	10 774.93±11 036.54
出院后 90 天死亡[n(%)]	97 (9.05)	120 (3.90)
出院后 30 天再入院[n(%)]	162 (15.11)	394 (12.81)
转诊至康复机构[n(%)]	157 (14.65)	406 (13.20)

注:康复机构包括康复医院、护理院、社区卫生服务中心,以及综合性医院康复科。

从出院后30天再入院率、出院后90天死亡率观察处理组、控制组的临床结果，由于A区从2016年开始构建区内的脑卒中网络，2016年卒中中心的诊疗人次数等统计数据较少，因而选择2017~2019年的数据进行分析。2017~2019年，处理组出院后30天再入院率呈现波动上升的趋势，从2017年的16.06%增长至2019年的17.93%；控制组则从2017年的11.66%增长至2019年的12.33%。处理组出院后90天死亡率呈现逐年下降的趋势，从2017年的11.52%下降至2019年5.52%；而控制组则从2017年的5.83%下降至2019年的3.51%。

从不同年龄组患者的死亡率来看，处理组45岁以下患者出院后90天死亡率低于控制组（0与2.94%），处理组45~64岁患者的出院后90天死亡率略高于控制组（1.33%与0.87%），两组65岁及以上患者出院后90天死亡率的差距较大（11.26%与4.62%）（图5-7）。

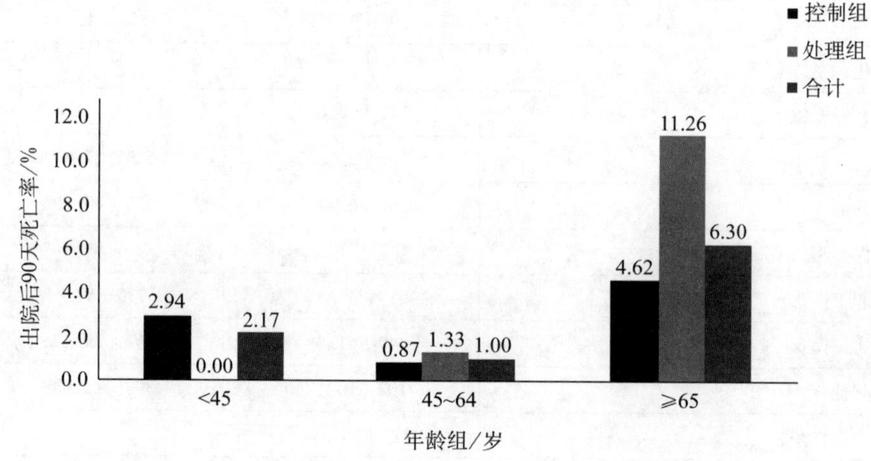

图5-7　2016~2019年不同年龄组脑卒中患者出院后90天死亡率（%）

经平衡性检验结果L1=0.901 9（L1的取值范围为[0,1]，若L1=0，则说明两组数据完全平衡，越接近1则说明不平衡程度越大），说明控制组与处理组之间平衡性较差，两组间不能直接进行临床结果比较，也无法采用Logistic回归模型进行估计。

3. 脑卒中网络诊疗举措对健康结局的影响分析

第一阶段运用Probit回归分析对“是否前往卒中中心进行救治”进行结构建模，大部分纳入的因变量均有显著作用。参与早期“8选3”筛查的患者前往卒中中心进行救治的概率比未参与的患者高43.17%；发病前1年门急诊费用较高的患者更有可能前往卒中中心进行治疗，而发病前1年住院费用更高的患者其概率反而越低;其他对于前往卒中中心进行治疗具有正向影响的因素包括:男性、更高的文化水平、患有慢性病(高血压、糖尿病)(表 5-11)。

表 5-11　脑卒中患者选择前往卒中中心进行救治的影响因素

卒中中心救治		P	95%CI	
参与早期筛查	0.431 7	0.000	0.329 5	0.534 0
Ln(发病前 1 年门急诊费用)	0.072 2	0.000	0.058 5	0.085 8
Ln(发病前 1 年住院费用)	−0.040 7	0.000	−0.053 4	−0.028 0
男性 *v.s.* 女性	0.510 3	0.000	0.415 1	0.605 5
已婚 *v.s.* 其他	−0.014 4	0.803	−0.128 0	0.099 2
大专及以上 *v.s.* 其他	0.533 2	0.000	0.352 1	0.714 4
高中和中专 *v.s.* 其他	0.599 2	0.000	0.410 5	0.788 0
职工医保 *v.s.* 其他	−0.294 0	0.000	−0.449 1	−0.138 9
居民医保 *v.s.* 其他	0.115 7	0.166	−0.047 9	0.279 4
高血压	0.156 8	0.021	0.023 9	0.289 6
糖尿病	0.278 9	0.000	0.176 9	0.380 9
常数项	−1.876 0	0.000	−2.072 1	−1.679 8

注:R^2=0.153 9, P=0.000。

第二步运用 OLS 回归分析处理变量(年龄、发病当次住院费用、是否前往卒中中心进行救治、是否接受康复服务)对临床结局的影响。对两组的处理效应进行平衡以后,处理组的出院后 90 天死亡率低于控制组,但无显著性(P=0.953);接受康复服务的患者其出院后 90 天死亡率较未接受康复服务的患者低 3.3%(P=0.001);处理组的出院后 30 天再入院率比控制组低 21.91%(P=0.000)(表 5-12)。

表 5-12　脑卒中患者是否前往卒中中心进行救治、是否接受康复服务对临床结局的影响

变量	出院后 90 天死亡率				出院后 30 天再入院率			
	β	P	95%CI		β	P	95%CI	
年龄	0.003 7	0.000	0.003 1	0.004 3	−0.001 0	0.023	−0.001 9	−0.000 1
Ln(发病当次住院费用服务)	0.039 8	0.000	0.028 7	0.050 9	0.059 1	0.000	0.042 3	0.075 8
接受康复服务(0 否,1 是)	−0.033 0	0.001	−0.052 3	−0.013 6	0.241 2	0.000	0.212 1	0.270 2
前往卒中中心进行救治(0 否,1 是)	−0.001 1	0.953	−0.038 8	0.036 5	−0.219 1	0.000	−0.277 8	−0.160 3
常数项	−0.583 8	0.000	−0.691 1	−0.476 6	−0.309 3	0.000	−0.470 8	−0.147 7

4. 主要发现和原因分析

（1）脑卒中网络系统诊疗举措实施效果在不同年龄组间存在较大差异

在未经处理模型校正时，A 区处理组不同年龄段患者中，45 岁以下以及 45～64 岁的患者其出院后 90 天死亡率与控制组差异较小，而在 65 岁及以上人群中，处理组的死亡率与控制组差距较大（11.26% *v.s.* 4.62%）。这与对美国凯撒集团脑卒中整合服务研究结果相似[26]，该地区脑卒中整合型服务对于青年（<45 岁）和中年人群（46～64 岁）的效果更为显著。2000～2015 年这两个年龄段的脑卒中患者中接受整合型服务的其死亡率降幅要明显大于未接受整合型服务的患者。而对于 65 岁及以上人群来说，接受或不接受整合型脑卒中服务对于死亡率的降幅影响不大（48.0% *v.s.* 41.9%）。提示通过打造规范化卒中中心、提升急性期卒中的诊疗能力，可能对于改善中青年患者的健康结果有较显著的作用。

（2）前往卒中中心进行救治对结局影响不显著，服务需全过程

脑卒中整合型防治体系建设是推进我国降低发病率、提高预后的重要举措，其中最重要的环节之一是“卒中中心”建设。而本评估处理组与控制组出院后 90 天死亡率、出院后 30 天再入院率无显著差异。造成该结果的可能原因，一是由于评估数据有限，本评估未能区别新发、已发病再住院患者，卒中中心的救治优势主要体现在对新发患者的快速溶栓、抢救，已发病再住院患者可能弱化这一优势。二是即使卒中中心能力强，也需其他机构、防治举措的协同，真正实现整合型服务。国外大量研究证实了脑卒中整合型服务能够改善脑卒中发病后患者的整体健康状况，虽各个国家的服务模式不尽相同，但主要特点是不同服务提供者间的合作和协调，主要的服务内容包括规范的诊疗标准、快速影像检查、评估和干预、早期康复服务、预防早期并发症、早期出院支持及二级预防[21]。建议继续将循证有益的干预举措进行整合，制定急性期脑卒中管理流程，加强机构间和机构内的协作交流来提升效果[27]。

（3）不同机构诊疗质量和结果差异大，同质性需要提升

比较部分国家和 A 区缺血性脑卒中患者的出院后 30 天死亡率，可以发现无论是 A 区控制组还是处理组均要低于经济合作与发展组织（Organization for Economic Co-operation and Development，OECD）国家平均水平（8.44%），控制组死亡率甚至达到挪威、新加坡等医疗条件较好的发达国家（图 5-8）。

这一方面提示我们，非卒中中心对于缺血性脑卒中的诊断规范性不够。关键知情人访谈结果显示，社区医生可能会将头痛、头晕等症状诊断为脑梗死，且往往将普通缺血灶诊断为脑梗死并转诊到三级医院，造成医疗资源浪

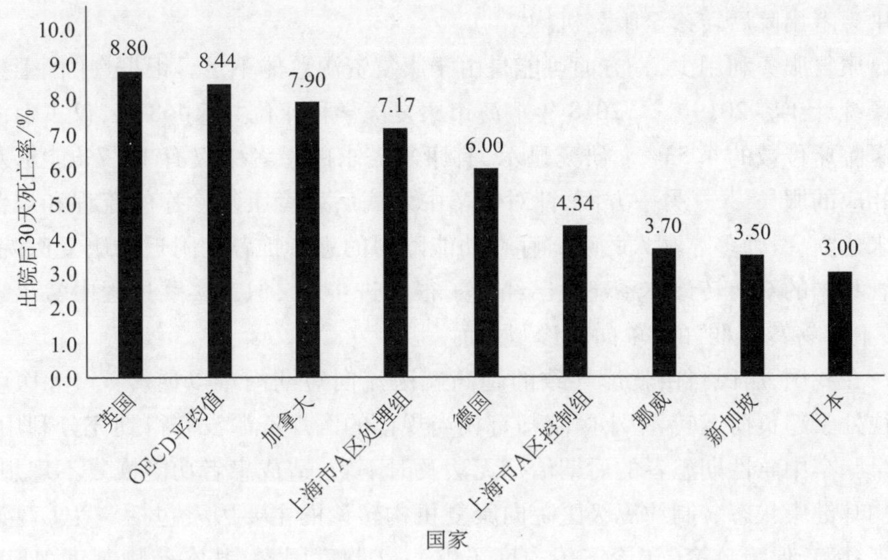

图 5-8　2017 年部分国家和上海市 A 区 45 岁及以上缺血性脑卒中患者出院后 30 天死亡率

数据来源：OECD.stat. ISSN：20 744 390（online）https：//doi.org/10.1787/data-00285-en

费，同时降低患者对于疾病严重程度的认知。对于二级医院来说，相应的诊断也无法做到百分之百准确，若患者的 CT 检查结果为腔隙性梗死灶，即可能被诊断为缺血性脑卒中。部分非卒中中心除神经内科以外，老年科、呼吸科、心内科等均可以收治脑卒中患者，各科室对缺血性脑卒中的诊疗水平参差不齐。访谈结果显示，部分医疗机构住院患者中缺血性脑卒中的诊断准确率仅为 70%～80%。

另一方面，卒中中心同质性也有待进一步提高。根据上海市神经内科临床质量控制中心 2016 年上半年脑梗死质控督查报告，在督查的 26 家卒中中心里面，有 12 家医院评分为 C 级（最高为 A 级），4 家医院评分不合格。主要扣分原因包括：未对患者康复评估做客观记录、未对预防深静脉血栓评估和处理进行记录、静脉溶栓流程不合格等。在上海市 36 家卒中中心中，约 60% 不具备评估是否需要动脉溶栓的能力，超过 1/3 未开设康复门诊、配备心理咨询师[28]。

（4）康复对临床结局有正向作用，需加强资源配置和利用

缺血性脑卒中患者的康复服务利用率相对较低，根据上海市脑卒中临床救治中心 2017 年的统计，出院脑卒中患者中，中、重度残疾者占 22.75%，近 1/4 的患者出院时存在明显的神经功能障碍。根据本评估结果，缺血性脑卒中患者接受康复服务的比例仅有 13.58%，而在加拿大安大略省，约有 35% 的脑

卒中患者出院后转诊至康复机构[29]。

康复服务利用少,一方面可能是由于康复资源总体不足。根据《中国卫生健康统计年鉴2019》[30],2018年上海市康复医学科床位共5 468张,仅占上海市医院床位数的4.53%。研究显示,有康复需求的患者中仅有16.7%能够获得相应的服务[31]。另一方面,针对脑卒中发病后患者康复诊疗的流程和规范尚未建立,医师多靠私人关系将存在功能障碍的患者推荐到附近的康复医院。尽管我国的双向转诊体系建设已经有了很大进步[32],但在实践过程中常出现"转上容易转下难"的"单向转诊"局面[33]。

在我国,居民自由就诊导致的趋高就医流向短期内难以逆转[34],大医院往往处于超负荷运转,中小医院却有相当规模的医疗资源没有得到充分利用。大量脑卒中急性期患者的后期治疗无法及时下转,造成患者功能恢复不理想,影响其健康状态。制约三级医院向康复机构转诊的主要因素包括[35]:①政策因素:配套保障政策(转诊宣传力度不够);②制度因素:基本药物制度(康复机构药品配备问题)、医保覆盖、政府财政投入;③机构因素:转诊标准和流程、康复机构人员/诊疗能力、社区提供康复服务的能力、转诊机构间是否互信、转诊通道平台、利益责任分配、考核监督机制;④个体因素:患者转诊意愿。需要构建卒中中心与康复机构之间的转诊机制,采取针对性举措缓解或消除上述因素制约,优化协作。

本章参考文献

[1] Heckman J J. Sample selection bias as a specification error. Econometrica: Journal of the Econometric Society. 1979, 47(1): 153-161.

[2] Wolf P A, D'Agostino R B, Belanger AJ, et al. Probability of stroke: A risk profile from the Framingham study. Stroke, 1991, 22(3): 312-318.

[3] Hippisley C J, Coupland C, Vinogradova Y, et al. Predicting cardiovascular risk in England and Wales: Prospective derivation and validation of QRISK2. BMJ, 2008, 336(7659): 1475-1482.

[4] Chao T F, Lin Y J, Tsao H M,F et al. CHADS(2) and CHA(2)DS(2)-VASc scores in the prediction of clinical outcomes in patients with atrial fibrillation after catheter ablation. Journal of the American College of Cardiology, 2011, 58(23) :2380-2385.

[5] Collins G S, Altman D G. An independent external validation and evaluation of QRISK cardiovascular risk prediction: A prospective open cohort study. BMJ, 2009, 339: b2584.

[6] Hippisley C J, Coupland C, Vinogradova Y, et al. Derivation and validation of QRISK, a new cardiovascular disease risk score for the United Kingdom: Prospective open cohort study. BMJ, 2007, 335(7611): 136.

[7] Field, K, Thorogood, M, Silagy, C., et al. Strategies for reducing coronary risk factors in primary care: Which is most cost effective? BMJ, 1995, 310(6987):1109-1112.

[8] Li Chihua, Lumey L H. Impact of disease screening on awareness and management of hypertension and diabetes between 2011 and 2015: Results from the China health and retirement longitudinal study. BMC Public Health, 2019, 19(1): 1-8.

[9] Dong, Q., Dong, Y., Liu, L., Xu, A., et al. The Chinese Stroke Association scientific statement: Intravenous thrombolysis in acute ischaemic stroke. Stroke and Vascular Neurology, 2017, 2(3): 147-159.

[10] Ovbiagele, B., Wang, J., Johnston, S. C., et al. Effect of clopidogrel by smoking status on secondary stroke prevention. Circulation, 2017, 135(3):315-316.

[11] Kivioja, R., Pietilä, A., Martinez-Majander, N., et al. Risk factors for early-onset ischemic stroke: A case-control study. Journal of the American Heart Association, 2018, 7(21): e009774.

[12] Barbanti, M., Todaro, D., Costa, G., et al. Optimized screening of coronary artery disease with invasive coronary angiography and Ad Hoc percutaneous coronary intervention during transcatheter aortic valve replacement. Circulation Cardiovascular Interventions, 2017, 10(8): e005234.

[13] Li, R. C., Xu, W. D., Lei, Y. L., et al. The risk of stroke and associated risk factors in a health examination population: A cross-sectional study. Medicine, 2019, 98(40): e17218.

[14] Ganesh, A., Lindsay, P., Fang, J., et al. Integrated systems of stroke care and reduction in 30-day mortality: A retrospective analysis. Neurology, 2016, 86(10): 898-904.

[15] Willoughby, D. F., Sanders, L., Privette, A. The impact of a stroke screening program. Public Health Nursing, 2010, 18(6): 418-423.

[16] ExelV, N. J A. Cost-effectiveness of integrated stroke services. QJM: An International Journal of Medicine, 2005, 98(6):415-425.

[17] 张立敏，逄冬. 卒中单元护理模式对缺血性脑卒中患者预后的影响. 康复学报，2020，30(2):119-123+144.

[18] 牟晓洋，叶丹丹，王飞，等. 基于分级诊疗的急性脑卒中规范化三级康复治疗效果及卫生经济学评价. 中国全科医学，2017，20(12):1422-1427.

[19] Ah L S, Eun-Cheol P, Jaeyong S, et al. Patient and hospital factors associated with

30-day unplanned readmission in patients with stroke. Journal of Investigative Medicine, 2018, 67(1): 52-58.

[20] Man S, Zhao X, Uchino K, et al. Comparison of acute ischemic stroke care and outcomes between comprehensive stroke centers and primary stroke centers in the United States. Circulation Cardiovascular Quality & Outcomes, 2018, 11(6): e004512.

[21] 刘汝茜, 王婷婷, 张敬,等. 脑卒中单元治疗模式对脑卒中患者疗效,不良情绪及生活质量的影响. 中国老年学杂志, 2020, 40(9):1814-1817.

[22] 詹青, 王丽晶. 2016 AHA/ASA 成人脑卒中康复治疗指南解读. 神经病学与神经康复学杂志, 2017, 13(1):1-9.

[23] Baeten, S. A., van Exel, N. J. A., Dirks, M., et al. Lifetime health effects and medical costs of integrated stroke services-a non-randomized controlled cluster-trial based life table approach. Cost Effectiveness and Resource Allocation, 2010, 8(1): 1-10.

[24] Rothwell P M, Coull A J, Giles M F, et al. Change in stroke incidence, mortality, case-fatality, severity, and risk factors in Oxfordshire, UK from 1981 to 2004 (Oxford Vascular Study). Lancet, 2004, 363(9425):1925-1933.

[25] 李宁, 纪威, 俞延峰,等. 空气污染物与脑梗死发生情况的病例交叉研究. 中国全科医学, 2018, 21(29):3551-3556.

[26] Sidney S, Sorel M E, Quesenberry C P, et al. Comparative trends in heart disease, stroke, and all-cause mortality in the United States and a large integrated healthcare delivery system. American Journal of Medicine, 2018, 131(7): 829-836.

[27] Eng M S, Patel A V, Libman R B, et al. Improving regional stroke systems of care. Current Atherosclerosis Reports, 2017, 19(12):52.

[28] 上海市神经内科临床质量控制中心. 2016 年国家医疗服务与质量安全报告神经内科专业(上海地区分册).上海:上海科学技术出版社, 2017.

[29] Hall R E, French E, Khan F, et al. Ontario stroke evaluation report 2016: A focus on stroke rehabilitation. Toronto: Institute for Clinical Evaluative Sciences, 2016.

[30] 国家卫生健康委员会. 2019 中国卫生健康统计年鉴.北京:中国协和医科大学出版社, 2020.

[31] 张诗敏, 杜雪平, 胡海鹰. 社区康复工作现状及对策研究. 中国全科医学, 2011, 14(25):2918-2920.

[32] 钟艳宇,陈娟. 我国医联体中双向转诊制度的实施现状及对策. 中国医药导报, 2017, 14(16):154-158.

[33] 杜晓莉,王秋霞,刘斌,等. 医联体模式下双向转诊制约因素解释结构模型构建研究. 中国医院, 2019, 23(5):22-24.

[34] 张研，唐文熙，孙晓伟，等. 居民自由就医对我国卫生服务体系整合的影响. 中国卫生事业管理，2014，31(9)：678-680.
[35] 姜道新，李娟，谢川，等. 社区康复分级诊疗与双向转诊的现状与对策. 按摩与康复医学，2019，10(4)：93-96.

第六章

基于实证的强化脑卒中整合型防治体系策略

为进一步强化脑卒中整合型防治体系策略，需将当前以诊疗环节为核心的服务模式转向整合型的健康管理服务模式。宏观层面需完善资源投入和激励政策，中观层面需重点关注脑卒中防治网络机构的职能发挥，微观层面需加强脑卒中高危人群、患者自身健康管理、家庭支持举措及良好的医患互动。在互联网大数据背景下，建立A端（管理决策端）、B端（机构应用端）、C端（个人应用端）应用及相互连接，提供覆盖全人群、全生命周期、全病程的脑卒中健康服务，为脑卒中整合型防治提供技术支持和平台支撑。

基于2016~2019年上海市A区的脑卒中筛查人群追踪实证分析与效果评估，提出强化当前防治举措的具体方案。在筛查、干预环节提高预测准确性和干预有效性，不断提升数据质量、优化筛查模型，强化分层准确性；持续改善干预的接受度和可操作性，提高风险干预的效果。干预举措的选择应遵循简便、易行、有效等原则，中西医并重；通过智慧健康管理模式来增加干预的可操作性和依从性，医疗卫生机构可增加周期性随访工作的提示、后台嵌入数据异常监测功能。在治疗、康复环节优化资源配置，促进有序协作。

一、强化脑卒中整合型防治体系策略,促进服务模式由诊疗转向健康管理

实证表明,脑卒中整合型防治,从疾病需求出发是正确的,但作为管理体系,仅从疾病需求出发是不够的,还需卫生行政部门加大资源投入、建立机构间协作及配套激励政策,并且持续推广基于人群风险分层的预防策略,促进供需双方、不同人群转变防治理念,进而真正做到整合型防治。

1. 由以诊疗环节为核心的服务模式转向整合型的健康管理服务模式

目前脑卒中整合型防治以"卒中单元+"的形式为主,以 WSO 在该形式基础上发布的《全球脑卒中服务行动计划》确定的"脑卒中识别及反应系统、急性脑卒中诊疗-脑卒中后 1 小时、急性期住院治疗-脑卒中后 1 天、脑卒中康复、脑卒中复发预防、脑卒中长期恢复"为服务环节。不同国家或国际组织之间的指南存在些微差异,被纳入的利益相关方包括服务供方、社区、患者及其家属等,其中在部分指南中可以见到地区政府对区域健康状况的监测,如加拿大,但多涉及中观和微观层面的内容,较少从宏观层面或整体卫生服务管理体系上进行系统性整合。这种以"卒中单元+"形式为主的服务模式虽然对涉及的相关服务和健康管理措施有所整合,但其整合程度有限,且受到宏观政策环境影响,其整合效果及其对区域健康结果的影响难以进行有效评估。WHO 提出的慢性病创新管理框架(innovative care for chronic conditions framework, ICCC)可作为完善脑卒中整合型防治的指导性框架,围绕防治 6 个服务环节,创造政策环境、配足所需资源、建立协同机制。

宏观层面需加强两个方面,即资源投入和激励政策。资源不仅仅指配置与脑卒中防治需求相适应的医疗卫生机构,还包括多层次、适宜的医务人员招录和培训,以及预防、急救、诊疗、康复等多个阶段、不同渠道来源的资金投入;激励政策主要建立医疗卫生机构和卫生人员各司其职、协同合作的绩效考核,以及与考核相挂钩的医保、财政投入、绩效薪酬分配制度。

中观层面需重点关注脑卒中防治网络机构的职能发挥。社区卫生服务机构在防治的首尾两端,应在前端开展脑卒中知识宣教,提升公众相关健康认知;筛查高危人群并进行管理;作为整合型防治的纽带,引导脑卒中患者合理

有序就诊。在尾端应提供脑卒中复发预防、康复和护理服务。急救机构应加强脑卒中急性期处理,并与卒中中心建立远程联系,缩短溶栓等的处理时间,改善预后。卒中中心是脑卒中救治核心机构,应重点提升诊疗能力、创新救治技术,并指导其他预防、康复机构开展相关服务。脑卒中急性期后的患者的康复、护理需求大且为长期的,区域内还应设置一定数量的相关医疗护理机构。各类医疗卫生机构之间应建立协同合作机制,促进服务的协调性和持续性、提供优质医疗服务、组织和培养相应的卫生人才队伍、支持患者自我管理。

微观层面应主要关注脑卒中高危人群、患者自身健康管理、家庭支持举措及良好的医患互动。以患者为中心的健康管理模式,不仅需要医疗卫生机构服务模式转变,更加重要的是高危人群和患者“知—信—行”改变,充分了解疾病病程和发展演变、掌握控制和延缓疾病恶化的管理举措,并付诸行动。家庭成员应予以患者充分的照护,同时为脑卒中健康管理提供必要的环境、资金、生理和心理上的支持。而高危人群和患者能够获得充分的信息、技术支持,还需要医务人员的技术支持、自我管理行为的环境及良好的医患关系。

政府、医疗卫生机构、个人和家庭三个层面互相影响,个人和家庭需要医疗卫生机构宣教、技术支持,医疗卫生机构协同、有效运转需要宏观资源、政策的支持,而体系产生作用的落脚点还在于高危人群和患者遵从医嘱、自我管理。

2. 以诊疗为核心的服务网络转向以健康管理为核心的服务网络

目前,上海市脑卒中网络的架构主要以“市级卒中中心+区级卒中中心”的形式为主,其“以诊疗为核心”的特征明显,转向以健康管理为核心的服务网络,除传统的以诊疗为核心的组织架构外,还需进一步链接包括社区卫生服务中心、康复护理机构等在内的基层服务机构,以对服务网络进行进一步延伸。

搭建脑卒中整合型服务体系架构,首先,需发挥区级卒中中心相对熟悉区域情况及其和区域内相关机构合作较易开展等优势,由区级卒中中心在市级卒中中心的指导下带领区域内相关基层服务机构开展健康管理和常规临床服务。其次,将脑卒中筛查及干预与社区健康管理工作相融合,织就脑卒中整合型防治体系的网底。无论是处于何种状态的人群,社区都是居民健康管理工作的第一线,要推动脑卒中整合型防治从服务模式上真正从“以诊疗为核心”向“以健康管理为核心”转变,基层服务机构的纳入都是必不可少的。脑卒中整合型服务体系中,由市级卒中中心制定操作规范,在充分培训区级卒中中心的基础上,由区级卒中中心指导区域内社区卫生服务中心的家庭医生(团队)开展筛查、干预和健康管理工作。再次,切实发挥社区卫生服务中心作为社区资源的链接平台的作用,通过社区进一步链接区域内康复护理机构或合理配置上门护理资源，从而形成“市级卒中中心—区级卒中中心+区级卒中中心—社区筛查干预—康复护理机构—居家护理”的服务架构。从需方角度来看，脑卒中整合型防治模式即是以家庭医生(团队)为切入口的一站式服务(图6-1)。

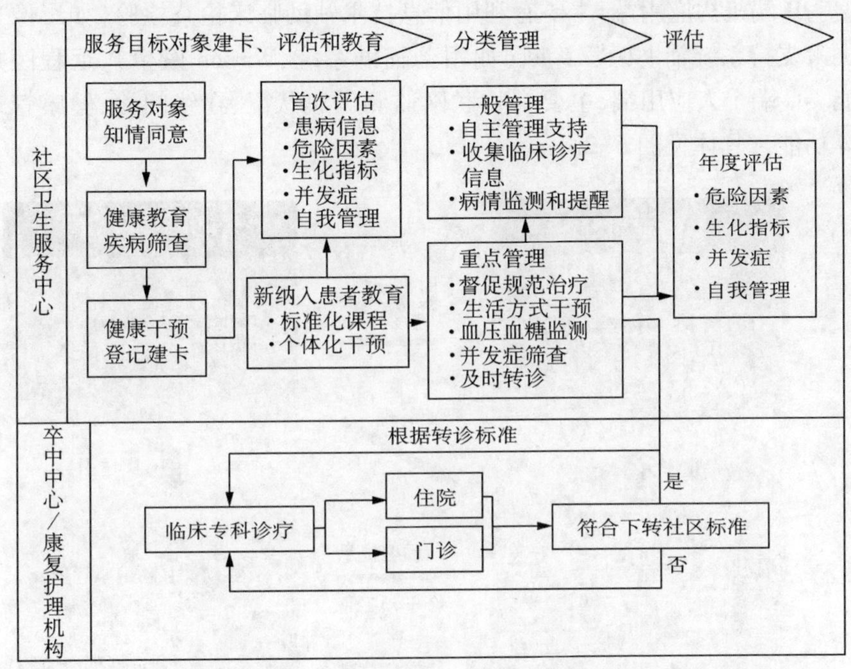

图6-1　脑卒中一站式整合型服务模式

3. 传统医生管理患者模式转向互联网大数据下的智慧健康管理模式

在传统“以诊疗为核心”的服务模式中，医患关系长期处于“主动—被动型”关系，在这样的关系中，医生完全占据主导和支配地位，患者完全被动，这样的关系适用于急症治疗的情况。而随着医学模式向“生理—心理—社会”模式转变，患者健康意识不断提升，传统的、单向的医患关系逐渐向双向的指导合作型和共同参与型关系发展。这两种互动型医患关系都要求患者有与医生合作的意愿，其中共同参与型医患关系要求医患双方拥有共同的目标，且双方各自发挥自己的积极性，相互支持、相互协同配合，最终达成共同的健康目标。

在互联网、大数据技术快速发展的形势下，临床诊疗、药物研发、卫生监测、公众健康、政策制定和执行等发生了创造性变化[1]，这也给互动型医患关系、智慧健康管理模式提供了强有力的支撑。将大数据引入脑卒中健康管理，归纳为“D-ABC”智慧健康管理模式，即基于大数据(data)的A端管理决策端，即政府部门搭建的机构综合管理和行政决策系统。机构综合管理按照服务功能构建业务系统,全方位支撑日常诊疗工作,上下转诊以及绩效考核、预算管理等功能;行政决策系统基于大数据进行健康需求预测、资源合理配置和调度。B 端机构应用端,主要有利用信息技术辅助临床检查检验(如影像)、临床决策支持系统辅助医疗诊断(如用药辅助系统、Watson 医生)、远程医疗等功能。C 端个人应用端,主要有物联网监测健康状况、在线问诊、健康管理互动等功能。具体见图 6-2。

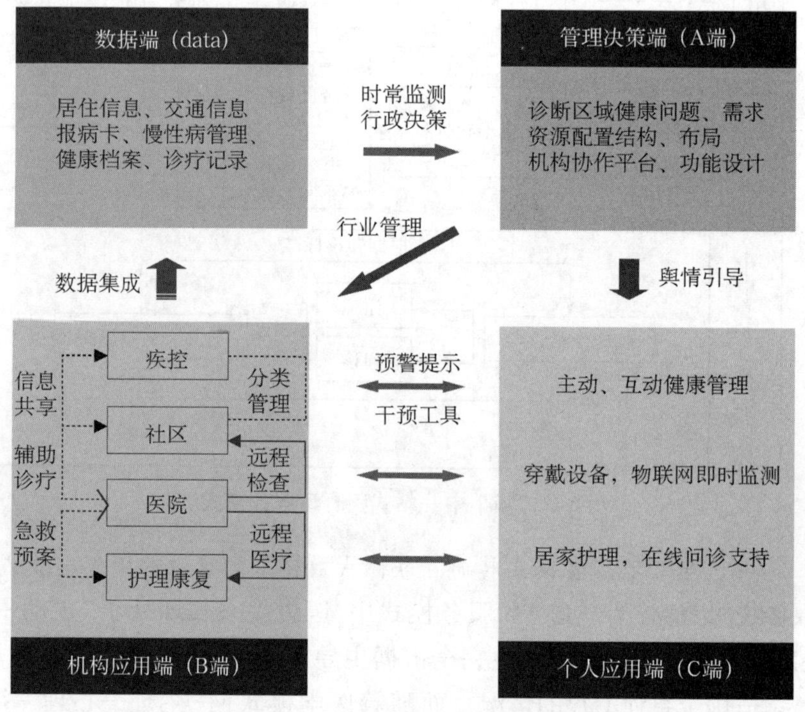

图 6-2 “D-ABC”智慧健康管理平台

通过 A 端、B 端、C 端应用,以及相互连接,提供覆盖全人群、全生命周期、全病程的脑卒中健康服务,且最终目标是将当前或基于机构或基于条线的碎片化的筛查管理流程、会诊支持网络、双向转诊机制等信息化建设内容进行系统整合,优化规范、标准体系和管理流程,为脑卒中整合型防治提供技术支持和平台支撑。在此模式下,管理方能够有效提升整体服务体系的运行效率,优化资源配置,节约成本;医疗卫生机构能够提升资源利用效率,避免重复检查,更系统全面地了解管理对象的实际情况,从而做出符合临床标准、科学合理的判断及诊疗;个人则能够准确地了解自身健康状况并与医生进行实时沟通,加强了医患之间的互动协作，同时也提升了自我健康管理的意识和积极性。大数据网络、智慧健康管理平台等能辅助精准、主动、互动、连续的服务模式，能够提高防治效果和居民获得感。

二、筛查、干预环节：提高预测准确性、干预有效性

通过健康档案和诊疗大数据，全面掌握居民的身体健康状态及所患疾病严重程度，建立健康风险分层模型，能够有效提高高危人群识别能力，有助于对人群进行筛查与危险分层，重点锁定脑卒中风险较大人群和已患病人群，针对不同风险人群开展差别化的个性服务。

1. 不断提升数据质量、优化筛查模型，强化分层准确性

目前，我国采用“8 选 3”筛查标准来识别高危人群，经随访人群的跟踪评估，显示“8 选 3”标准的预测准确性有待提高。然而，实证也表明，筛查有效延缓了发病年龄、降低了发病时疾病的严重程度，说明筛查过程提高了居民对脑卒中的认识，且在筛查中发现的危险因素均得到了合理指导和治疗。因此，基于我国人口众多、地域间卫生资源差异大，“8 选 3”筛查标准对高危人群的评定方案具备实施的可行性，并且筛查过程有助于改善居民的健康意识，具有重要的阶段性意义。

随着数据质量的提高及观察时间序列的积累，脑卒中筛查模型可进一步优化和完善。一个方案是以“8 选 3”筛查标准模型为基础，增加心房颤动重要危险因素、加强动态血压等重要危险因素的测量及其准确性、增加观察时间来进行调整。另一个方案是基于数据建模进行预测。本书第五章使用 Logistics 回归模型为不同的危险因素分配不同的权重，结果显示高血压和心房颤动是对脑卒中影响最大的危险因素，提示加强对高血压和心房颤动的预防和治疗，能够减少或延缓脑卒中的发生，说明根据真实世界数据构建本土化脑卒中风险筛查模型有望提高筛查的预测准确性。此外，通过人工智能算法对人群进行特征分析及精准化定位，使干预措施更加具有个体针对性成为可能，进而真正实现个性化的健康管理。

2. 持续改善干预的接受度和可操作性，提高风险干预的效果

目前干预的依从性不够高。高危人群的随访率约 7 成，但按照规范要求定期随访的人数寥寥无几；本身有基础慢性病的患者中，高血压患者定期服药率较高（将近 90%），糖尿病、高血脂等患者服药率仅为 50%～60%；不同年龄段，老年人群服药依从性相对较好，青年人群按时服药比例大大下降。

提高干预的依从性和效果，可从提升接受度和可操作性入手。首先，干预举措的可行性、干预对象的可接受度是前提和基础。干预举措的选择应遵循简便、易行、有效等原则，中西医并重。个体习惯有着较大差异，干预举措的选择应在与干预对象充分讨论的基础上共同确定，以此提升干预对象对自身健康状况的认知水平，有利于其在医生的指导下开展自我健康管理，履行其作为自身健康第一责任人的义务；通过供需双方的沟通协作，激发需方的主观能动性，提升居民整体依从性和干预效果。其次，通过智慧健康管理模式来增加干预的可操作性和依从性。可参考辅助诊疗系统，在“D-ABC”智慧健康管理平台上引入辅助管理系统，在前期筛查环节和基于筛查结果与需方共同制定的干预方案基础上，根据健康管理规范在主要时间节点或管理关键节点做出提示。医疗卫生机构可增加周期性随访工作的提示，后台嵌入数据异常监测功能，对随访管理提交的数据进行初步质控，提升数据质量；对定期干预评估结果发现风险增加的情况进行预警；对干预对象未能完成相关干预或依从性较低者加强提示等。对干预对象可根据干预措施进行相关信息提示和推送，设定打卡系统，柔性督促需方完成自我健康管理，培养健康的生活习惯等；必要时可通过 C 端提供在线问诊等服务。

三、诊疗、康复环节：优化资源配置、促进有序协作

多项临床证据表明，优质、及时的脑卒中急性期治疗和恢复期康复对脑卒中患者的生存时间和生命质量有着至关重要的影响。从上海市宏观层面来看，上海市已由复旦大学附属华山医院（市级卒中中心）牵头、由上海市脑卒中预防与救治专家委员会为指导，建立了包括 11 家市级医院、25 家区级医院以及 240 余家社区卫生服务中心的上海市脑卒中网络，覆盖全市 16 个区。其中治疗职能主要由市级卒中中心和区级卒中中心共同组成的市区两级网络承担。

实证分析发现，脑卒中急性期的治疗时间就是生命，急救遵循就近原则，而上海市优质医疗资源仍相对集中在市区，人口导入为主的近郊、远郊区域主要依赖于区级卒中中心开展脑卒中急性期治疗。非中心城区如 A 区，85%的住院发生在辖区内。因此，市级层面应关注加强各区级卒中中心建设、提升技术水平，对提高脑卒中急性期救治质量、居民服务可及性更为重要。上海市 A 区住院人次比例显示，卒中中心（16%）远低于非卒中中心（83%），因只有卒中中心具备溶栓等急救服务能力，推测脑卒中患者前往卒中中心进行救治主要

以恢复期的康复、护理服务居多;住院频次仅1次的患者占约70%,提示多数患者并未接受恢复期住院治疗,康复、护理资源可能存在区域性不足问题。而脑卒中网络诊疗举措效果评估显示,接受康复护理的患者其生存质量明显提升,强烈建议测算区域内脑卒中康复、护理等长期恢复期的需求,提高康复护理专业机构和人员配置。

此外,脑卒中患者就近转院居多,相较于脑卒中网络的联系,区域内的机构联系程度更加紧密,地理位置依然是患者转院中较为重要的考虑因素。通过大数据平台和人工智能算法可常规性开展SNA,政策制定者可客观及时了解患者的就诊模式和倾向,以及患者的真实需求,为宏观调整、引导机构协作和患者诊疗行为提供数据支撑。

综上,进一步完善脑卒中整合型防治体系,一要建好网络、二要提升效率。首先,明确各级卒中中心和相关机构的功能定位,市级卒中中心主要负责区域卒中网络建设规划、对对口区级卒中中心的技术指导和人员培训及全市脑卒中相关学科的发展和建设;区级卒中中心是区域脑卒中急救的主力以及区级服务网络的核心,是区域脑卒中整合型防治体系建设的主要推动者和执行人;而区域内康复护理机构则主要依据患者实际需求,提供专业的康复护理服务。总体资源配置通过对区域人口分布、年龄结构发展、交通便捷度、脑卒中发病率等信息的综合分析,对区域健康问题进行大数据诊断,明确区域相关医疗卫生资源的配置需求,结合区域规划发展定位和形势预判,根据实际供给能力和发展需求进行相关医疗卫生资源的匹配,确保资源在数量、空间等维度的供需基本平衡。其次,整合区域服务网络,根据机构功能定位针对性提升机构能力水平,区级卒中中心定位为区域急救主力,其能力建设重点关注急救、溶栓治疗等人员、设备和相关资源的投入;康复机构可聚焦于临床服务能力的提升,加强神经康复、运动康复领域新技术及中医康复的运用,以提升机构的整体运行效率。

四、以评促建:构建监测、评估体系,完善激励机制

对脑卒中整合型防治体系情况进行周期性、系统性评估,形成健康数据收集、风险评估模型应用、个体健康定制管理、干预结果反馈、数据质量与模型优化的正向调节机制(图6-3),有助于总结经验、发现问题,从而完善服务模式和体系建设。

脑卒中整合型防治服务实施后,居民的依从性不一。通过真实世界数据

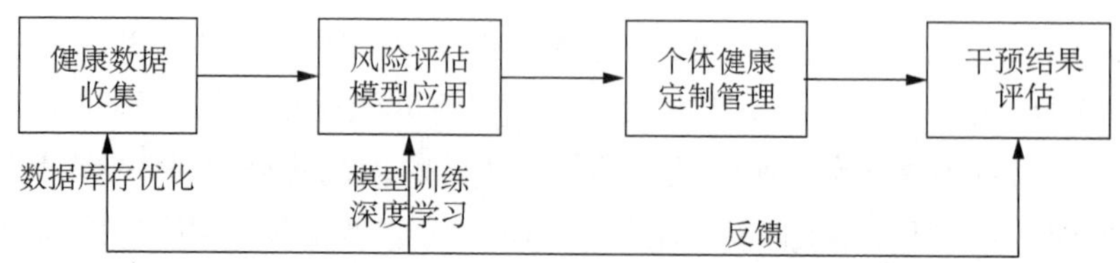

图 6-3 基于大数据的脑卒中整合型防治体系评估正向调节机制

追踪人群的干预记录、诊疗记录,分析筛查对象中不同健康状态的人群在不同干预、诊疗举措下,发病率、疾病严重程度、临床结果和最终健康结果的差异(图 6-4)。

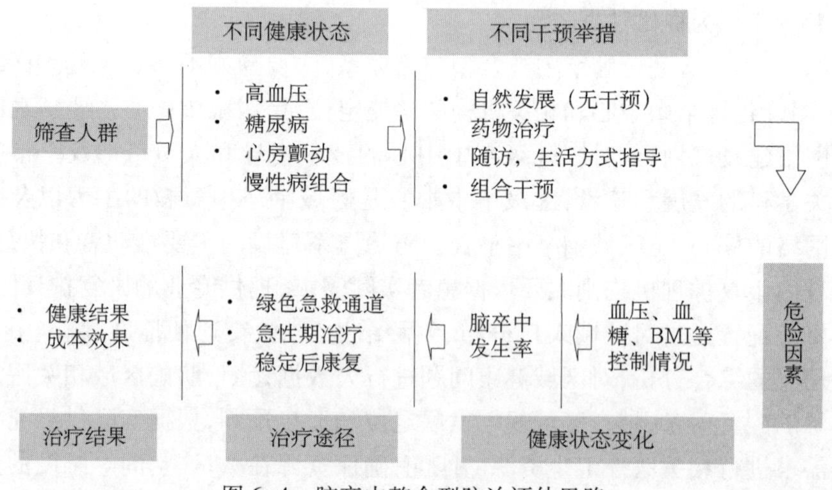

图 6-4 脑卒中整合型防治评估思路

评估指标体系构建,选择在“结构—过程—结果”理论为指导框架下,根据脑卒中服务流程,确定脑卒中防治的关键举措、实施过程情况和产生的健康效果(图 6-5)。“结构”从具体干预举措的实施情况进行评估;“过程”从数量(接受干预举措数量、频次等)、质量(危险因素控制情况指标、急救时间、溶栓率等)、成本(干预成本、治疗费用)等维度进行分析;“结果”从健康结果(脑卒中发病率、病死率等)、成本效果两个维度进行评价。对于“结构—过程—结果”各个环节指标的选择,需同时兼顾管理者、供方、需方的关注点。WSO 发布的《全球卒中服务行动计划》基本涵盖了供方健康管理、临床诊疗的相关指标,根据评估目的和数据可得性从中选择。对脑卒中整合型防治体系进行评估,还需增加管理者关心的过程实施情况(包括新的智慧健康管理模式应用情况)、成本效果、健康结果等指标,以及需方的可及性、满意度等指标。

最后,评估结果要得到合理、有效应用,才能发挥评估的效力。政府层面

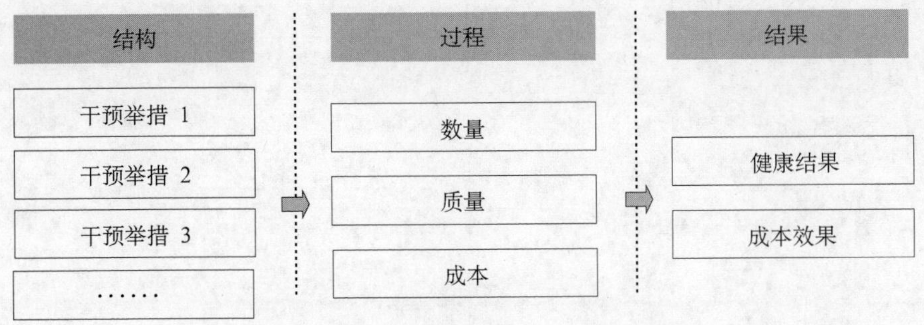

图 6-5　脑卒中整合型防治的评估维度

通过设置财政投入、医保支付、人事薪酬制度等方面的配套政策，保证整合型防治体系内的医疗机构得到科学的补偿；通过统筹人员调配、薪酬分配、资源共享等，使各级各类资源能够协同贯通[2]。行政部门可探索基于区域人口为基础的专病管理资金投入模式，将专病健康宣教、危险因素干预、急救、治疗、康复的资金捆绑预付，根据健康结果进行清算；落实对相关资金补贴、设施建设、人员培训等的财力支持，人员薪酬考虑专病协作情况，在考核分配时纳入整合型防治服务数量和服务效果指标；对于因提升居民健康水平而节省的医保资金，可探索绩效工资总量外的奖励机制。

本章参考文献

[1] 代涛. 健康医疗大数据发展应用的思考. 医学信息学杂志，2016，255(2):6-12.
[2] 孙梦. 建好医联体须有内生动力. 健康报，2017-04-27(001).